Anurag Sharma

Fitoterápicos: Uma alternativa para a saúde e produtividade do gado

Anurag Sharma

Fitoterápicos: Uma alternativa para a saúde e produtividade do gado

ScienciaScripts

Imprint

Any brand names and product names mentioned in this book are subject to trademark, brand or patent protection and are trademarks or registered trademarks of their respective holders. The use of brand names, product names, common names, trade names, product descriptions etc. even without a particular marking in this work is in no way to be construed to mean that such names may be regarded as unrestricted in respect of trademark and brand protection legislation and could thus be used by anyone.

Cover image: www.ingimage.com

This book is a translation from the original published under ISBN 978-620-2-01327-7.

Publisher:
Sciencia Scripts
is a trademark of
Dodo Books Indian Ocean Ltd. and OmniScriptum S.R.L publishing group

120 High Road, East Finchley, London, N2 9ED, United Kingdom
Str. Armeneasca 28/1, office 1, Chisinau MD-2012, Republic of Moldova, Europe
Printed at: see last page
ISBN: 978-620-7-61992-4

ÍNDICE DE CONTEÚDOS

RECONHECIMENTO

Estou certo de que nenhuma palavra pode exprimir adequadamente os meus sentimentos e a minha alegria, ao mesmo tempo que exprimo um profundo sentimento de gratidão a muitas mãos conhecidas e desconhecidas que me fizeram avançar. Ficarei sempre grato ao presidente do meu comité consultivo, Dr. Naresh Kumar. Os esforços meticulosos, a orientação resoluta, o planeamento inteligente, a perspicácia científica, o encorajamento inabalável e a avaliação crítica dos manuscritos durante todo o curso da investigação conduziram à conclusão deste trabalho.

Os meus sinceros agradecimentos ao amável e competente membro do meu comité consultivo, Dr. Ravindra Kumar, Professor e Diretor, à Dra. Geetanjali Singh, Professora Associada (Departamento de Fisiologia e Bioquímica Veterinária), à Dra. Daisy Rani, Professora Associada, Departamento de Nutrição Animal e ao Dr. D.R. Wadhwa, Professor e Diretor, Departamento de Medicina Veterinária, pelas suas sugestões construtivas e conselhos amáveis durante todo o período de estudo. Os meus sinceros agradecimentos ao Dr. P.K Dogra, ao Dr. Madan Verma e ao Dr. Varun Sankhyan pela sua generosidade, apoio cordial e imediato, orientação inspiradora, carácter amigável e administração competente sempre que necessário.

Estou muito grato e reconheço devidamente a ajuda prestada pelos membros do pessoal não docente do departamento, especialmente o Sr. Bishan Das (assistente de laboratório), pela assistência e ajuda oportunas.

Nenhuma expressão de agradecimento será adequada sem o reconhecimento do benefício que me foi concedido pelos meus queridos amigos, seniores e juniores, Dr. Akshay Sharma, Dr. Prince Chauhan, Dr. Rahul Bhardwaj, Dr. Smriti Saklani, Dr. Rakshita Sharma, Dr. Nirdeshika Chaudhary, Abhishek Sharma, Sachin Sharma, Kartik Singh Chaudhary e Rhythm Chaudhary, por me terem dado um apoio realista e persistente durante todo o período do meu trabalho de curso e investigação. Um agradecimento especial a Pururava Sharma, que esteve presente desde o início e me ajudou em todas as tarefas. Devo a conclusão bem sucedida desta tese a Anika Sharma. A sua convicção, apreço e cuidado ajudaram-me a ultrapassar os momentos difíceis e a manter-me concentrado nos meus objectivos.

Expresso a minha gratidão e afeto aos meus queridos pais, Sra. Usha Sharma e Sh. Ved Prakash Sharma, que me motivaram, guiaram e moldaram até à posição atual. Estou igualmente grato ao meu irmão mais novo, Chirag Sharma, pelo seu afeto, pelos seus votos sinceros e pelas suas orações sinceras. Tive também a sorte de receber as bênçãos dos meus avós nesta viagem.

No decurso do presente estudo, recebi ajuda de muitas pessoas, de uma forma ou de outra, que não pude mencionar aqui individualmente pelo nome. Perdoem-me a falta de informação. Finalmente, exprimo a minha gratidão a Deus Todo-Poderoso por me ter dado esta vida por Sua obediência e para servir a humanidade. É o Seu nome que perdurará para sempre.

Local: Palampur, H.P. (ÍNDIA)

ABREVIATURAS

approx.	Approximately
dL	Deciliter
g	Gram
GH	Growth hormone
HDL	High Density Lipoproteins
IU	International Units
kg	Kilogram
L	Litre
LDL	Low Density Lipoproteins
mg	Milligram
mL	Milliliter
ng	Nanogram
ppm	parts per million
SNF	Solids Not Fat
TAG	Triacylglycerol
VLDL	Very Low Density Lipoproteins
μM	Micromolar
μmol	Micromoles
μg	Microgram
$^\circ C$	degree Celsius

RESUMO

O estudo foi efectuado em vacas em lactação de raça Jersey, divididas aleatoriamente em quatro grupos, cada grupo com seis animais. As vacas dos grupos T1, T2 e T3 receberam pó de caule de Giloy (150 g), ou pó de sementes de feno-grego (150 g), ou uma combinação de ambas as ervas (75 g de cada), respetivamente, misturadas com a ração concentrada durante 60 dias, enquanto o grupo de controlo (T0) recebeu apenas o concentrado. A produção de leite foi registada a cada 5th dias, desde o Dia 0 (um dia antes do início do tratamento com ervas) até ao Dia 75 (15 dias após a interrupção da alimentação com ervas). A recolha de amostras de leite e de sangue foi efectuada quinzenalmente, do Dia 0 ao Dia 75. As amostras de leite foram analisadas quanto aos parâmetros de composição do leite (gordura, SNF, proteína do leite e percentagem de lactose) e minerais (Ca, P, Fe, Cu e Zn). As amostras de plasma sanguíneo foram analisadas quanto a parâmetros bioquímicos, nomeadamente glicose, perfil lipídico (TAG, colesterol, HDL e LDL), perfil proteico (proteína total, albumina, globulina e rácio A: G) e perfil renal (azoto ureico e creatinina) e minerais (Ca, P, Fe, Cu e Zn). Verificou-se que a alimentação de pó de caule de Giloy ou de pó de sementes de feno-grego, isoladamente ou em combinação, a vacas em lactação da raça Jersey não conduziu a qualquer alteração significativa na produção de leite. A gordura do leite, a SNF, a proteína do leite e a lactose não se alteraram de forma significativa após a alimentação com Giloy ou feno-grego ou ambos. A suplementação com Giloy levou a níveis significativamente mais baixos de glicose no sangue, enquanto o feno-grego sozinho ou em combinação com giloy foi eficaz na redução dos níveis de colesterol total e LDL no sangue de vacas leiteiras em lactação. A maioria dos outros parâmetros bioquímicos sanguíneos permaneceu inalterada nos animais de controlo e tratados. A suplementação com ervas não teve influência significativa em nenhum dos elementos minerais (Ca, P, Fe, Cu e Zn) estimados no leite e no plasma sanguíneo das vacas em lactação utilizadas neste estudo.

CAPÍTULO - I INTRODUÇÃO

A Índia é o maior produtor de leite do mundo, seguida pelos Estados Unidos da América, China, Paquistão e Brasil. A Índia produziu 155,5 milhões de toneladas de leite, registando um crescimento anual de 6,27%, e a disponibilidade per capita foi de 337 gramas por dia no ano de 2015-16 (Relatório Anual de 2015-16, Departamento de Pecuária, Lacticínios e Pescas, Ministério da Agricultura e do Bem-Estar dos Agricultores, Governo da Índia). Na maioria dos países em desenvolvimento, o leite é produzido por pequenos agricultores e a produção de leite contribui para os meios de subsistência das famílias, a segurança alimentar e a nutrição. O sector da pecuária tem um papel importante na economia global do país. O gado, entre todas as espécies pecuárias, serve como um núcleo no desenvolvimento global da nação no sector da agricultura.

A introdução de germoplasma exótico, de instalações sanitárias adequadas e de técnicas de gestão provocou um enorme crescimento no sector leiteiro da Índia. A nova alimentação científica e a suplementação com agentes à base de plantas contribuíram significativamente para potenciar a produção de leite nos animais leiteiros. A experiência com a utilização de agentes quimioterapêuticos não tem sido muito boa. A utilização de drogas sintéticas causou riscos para a saúde dos animais leiteiros e o mundo começou novamente a orientar-se para os conhecimentos tradicionais indígenas. Os galactogogos à base de plantas são plantas medicinais que são utilizadas para aumentar a produção de leite nos animais. Algumas plantas que têm alcalóides específicos como princípio ativo apresentam propriedades lactogénicas que podem ajudar a fazer descer o leite. Por conseguinte, é essencial que as plantas com propriedades lactogénicas sejam identificadas e validadas para a sua utilização na medicina veterinária em geral e como galactogogos em particular.

A Ayurveda enumerou várias plantas herbáceas, embora a sua inclusão na medicina veterinária não tenha sido muito avaliada. Várias plantas como o feno-grego (*Trigonella foenum-graecum*), o funcho (*Foeniculum vulgare*), a urtiga (*Utica diotica*), a urtiga (*Utica dioica*), a folha de urtiga (*Utica urens*), a alfafa (*Medicago sativa*), Cohosh preto (*Cimicifuga resebosa*), Jeevanti (*Leptadenia reticulate*), Cardo mariano (*Silbanum marianum*), Shatavari (*Asparagus racemous*) e Cardo abençoado (*Cnicus benedictus*) são lactogénicos por natureza (Mohanty et al. 2014). A Giloy (*Tinospora cordifolia*), com as suas propriedades lactogénicas e outros benefícios para a saúde, foi mencionada como erva indispensável no sistema de medicina indiano (Sehgal e Sood 2013).

O feno-grego (*Trigonella foenum graecum*), conhecido localmente como *methi,* é uma das ervas mais antigas que cresce em toda a Índia e noutras partes do mundo. As suas sementes secas são uma boa fonte de proteínas, gorduras, fibras brutas, minerais e vitaminas e possuem uma vasta gama de aplicações terapêuticas. Tem sido utilizado para várias indicações que incluem a ajuda à digestão, possíveis efeitos hipoglicémicos e anti-hiperlipidémicos. As sementes de feno-grego favorecem o metabolismo da glicose e reduzem a absorção do colesterol e das gorduras. Além disso, verificou-se que estimulam a secreção de insulina, têm um efeito modulador sobre os níveis de lípidos no sangue e possuem também propriedades antioxidantes. Além disso, foi relatado que o feno-grego tem actividades gastroprotectoras, antimicrobianas, anticancerígenas e anti-inflamatórias. A sua utilização na redução do peso e na regulação da função da tiroide também foi relatada. O feno-grego é mencionado em trabalhos de vários investigadores como galactogogo natural em animais leiteiros.

A gilaia (*Tinospora cordifolia*), também conhecida como *guduchi,* ocupa o primeiro lugar na "*Matéria Médica Ayurvédica*" e foi designada como "*Rasayana*" (Bhattacharyya e Bhattacharya 2013). Esta planta é mencionada na literatura sânscrita antiga, como *Charak Samhita* e *Sushruta Samhita,* como um potencial curador de muitas doenças. Foi relatado que o Giloy tem acções anticancerígenas, estimulantes do sistema imunitário, protectoras das células nervosas, antidiabéticas, redutoras do colesterol e protectoras do fígado. A planta é também utilizada como antibacteriana, analgésica, antipirética e também para o tratamento de iterícia, doenças de pele, diabetes, anemia, etc. Recentemente, o giloy foi também estudado para a sua utilização como galactogogo em animais leiteiros na Índia.

Acredita-se que as substâncias derivadas de plantas com um processamento mínimo não exercem efeitos nocivos ou exercem um efeito nocivo mínimo sobre os animais. Pelo contrário, as preparações sintéticas utilizadas nos animais têm afetado negativamente a saúde dos animais.

Entre as moléculas sintéticas utilizadas para aumentar a lactação, os antagonistas da dopamina, como os antieméticos (Metoclopramida e Domperidona), os antipsicóticos (Sulpirida e Clorpromazina) e os análogos sintéticos de hormonas (Ocitocina, Somatotropina bovina recombinante, Hormona libertadora de tirotropina e Medroxiprogesterona) também estão incluídos na lista de galactogogos sintéticos (Tabares et al. 2014). As drogas sintéticas disponíveis no mercado induzem um efeito adverso no eixo neuroendócrino do animal em lactação. O seu uso prolongado pode causar toxicidade, o que abre uma plataforma prejudicial para o estado de saúde normal de humanos e animais. Assim, os investigadores estão a mostrar um grande interesse nas ervas tradicionais, porque estas estão facilmente disponíveis, são baratas e esperam que não deixem quaisquer resíduos tóxicos no leite (Mohanty et al. 2014).

Uma vez que muitas plantas herbáceas contêm um grande número de princípios activos químicos, com propriedades galactogénicas, podem ser utilizadas como medicamentos herbáceos para a descida do leite em animais leiteiros. A Ayurveda menciona vários ingredientes vegetais que induzem a lactogénese e a lactação. Assim, é necessária uma avaliação completa, crítica e científica para incluir estas ervas como potentes galactogogos à base de plantas. Uma grande parte da literatura fala do isolamento de princípios activos de ervas através de estudos *in vitro*, pelo que a sua segurança e eficácia continuam a ser uma questão duvidosa, uma vez que as preocupações teóricas não foram comprovadas *in vivo*.

Himachal Pradesh, situado no colo dos Himalaias do noroeste, é um estado com uma cultura e tradição diversificadas. O país é um rico repositório de ervas medicinais. No entanto, as áreas com uma biodiversidade rica permanecem potencialmente inexploradas. O conhecimento tradicional sobre as plantas medicinais veterinárias selvagens e cultivadas utilizadas pelos povos indígenas não foi muito documentado no Estado. A população bovina adulta feminina do Himachal Pradesh é de 2,08 milhões aproximadamente. Os animais cruzados (com mais de 2,5 anos e acima) contribuem com 39,92%, os indígenas (com mais de 3 anos) com 29,30% e os búfalos (com mais de 3 anos) com 30,76% do total da população bovina adulta (Censo Pecuário de 2012). Himachal Pradesh é um dos estados com uma biodiversidade rica e contribui apenas com uma quantidade escassa para a produção total de leite.

A maior parte das práticas de criação de animais são adoptadas pela população rural do Estado. Pequenas propriedades, baixos rendimentos, menos instalações veterinárias e uma exposição mínima a novos produtos e tecnologias dificultam aos agricultores do Estado a obtenção de ganhos monetários elevados. Um estudo aprofundado sobre vários ingredientes vegetais cultivados e selvagens como galactogogos à base de plantas abrirá caminho para uma forma barata, económica e facilmente acessível de aumentar a produção de leite e, consequentemente, o rendimento dos agricultores.

Tendo em conta a importância dos galactogogos à base de plantas, o presente estudo foi planeado com os objectivos indicados:

1.   Estudar o efeito do pó de sementes de feno-grego (*Trigonella foenum-graecum*) e do pó do caule de Giloy (*Tinospora cordifolia*) na produção de leite de vacas leiteiras.

2.   Estudar o efeito do pó de sementes de feno-grego (*Trigonella foenum-graecum*) e do pó do caule de Giloy (*Tinospora cordifolia*) na composição bioquímica do leite e do sangue de vacas leiteiras

CAPÍTULO - II REVISÃO DA LITERATURA

Desde a criação da humanidade, o principal objetivo tem sido a procura de alimentos para a existência. O leite é quase um alimento completo, embora seja deficiente em alguns microminerais e vitaminas. A procura de leite e de produtos lácteos está a aumentar rapidamente. No passado, foi conseguido um aumento substancial da produção com a aplicação de um programa global de desenvolvimento do sector leiteiro - Operation flood. O aumento futuro da produção de leite terá de ser conseguido através do aumento da produtividade dos animais leiteiros (Gautam et al. 2010).

No passado, os alimentos concentrados eram os principais responsáveis pelo aumento da produção. O melhoramento genético dos animais, o fornecimento de alimentos e forragens e a prestação de serviços de apoio veterinário desempenharam um papel crucial no aumento da produção de animais leiteiros. A investigação sobre produtos vegetais naturais é uma das áreas-chave a considerar para aumentar a produção de leite dos animais leiteiros no futuro.

2.1 Produção de leite na Índia

A Índia é abençoada com vastos recursos lácteos e não é apenas o maior produtor de leite, mas também um dos produtores de leite de crescimento mais rápido e de custo mais baixo do mundo. A produção total de leite no ano de 2015-2016 foi de 155,5 milhões de toneladas. O sector da pecuária na Índia caracteriza-se por um número muito elevado e uma produtividade muito baixa em todas as espécies. O gado bovino é a espécie mais popular seguida pelo búfalo entre as unidades leiteiras de pequena escala. A população de bovinos fêmeas na Índia ascende a 215,79 milhões e em Himachal Pradesh a 2,08 milhões aproximadamente (Censo Pecuário 2012). Os produtores marginais e os pequenos proprietários constituem o núcleo da produção de leite na Índia.

Os esforços empreendidos pelo National Dairy Development Board conduziram não só ao aumento da produção, mas também à melhoria dos métodos de transformação do leite. A utilização de técnicas modernas de reprodução conduziu também a uma melhoria do rendimento, a um período de lactação mais longo e a intervalos de parto mais curtos.

A indústria indiana de alimentos para animais tem desempenhado um papel importante no aumento da produção de leite do país. Na Índia, a maior parte do trabalho de investigação sobre alimentos para animais é prático e centra-se na utilização de subprodutos, na melhoria dos ingredientes e no aumento da produtividade do gado (Vaidya 2001). Para além disso, a utilização de suplementos baseados em conhecimentos técnicos indígenas sobre animais leiteiros em lactação é mais adequada para os agricultores marginais do país e do Estado.

2.2 Fisiologia da lactação

Uma lactação bem sucedida na vaca leiteira requer que a glândula mamária produza um grande número de potenciais células secretoras de leite durante a gravidez e o período seco. Estas células têm subsequentemente de se diferenciar durante o período periparto, de modo a que o epitélio mamário desenvolva a maquinaria bioquímica e citológica para sintetizar e segregar leite. Tanto o crescimento mamário como o início da síntese do leite estão intimamente dependentes de interacções complexas entre as hormonas hipofisárias, adrenais, ováricas e placentárias (Akers 1985).

2.2.1 Lactogénese

A lactogénese consiste numa série de eventos no processo de diferenciação através dos quais as células mamárias são convertidas de um estado não-secretor para um estado secretor (Tucker 1981). A lactogénese pode ser explicada como um mecanismo em duas fases. O aparecimento do pré-colostro gradualmente na glândula mamária significa o primeiro estágio. O início da secreção abundante de leite na altura do parto é marcado como a segunda fase da lactogénese (Fleet et al. 1975).

A prolactina desempenha um papel importante na lactogénese, regulando a síntese de proteínas do leite. A síntese de caseína e alfa-lactalbumina ocorre em taxas mais altas sob a ação da prolactina (Devinoy et al. 1978). A expressão dos receptores de prolactina na glândula mamária está positivamente relacionada com o aumento da secreção de prolactina. Foi relatado que a secreção de grandes quantidades de leite tem uma correlação positiva com os níveis de prolactina no sangue (Djiane 1977). A secreção de leite no pós-parto é aumentada por várias outras hormonas, como a adrenocorticotropina, a hormona do crescimento, o lactogénio placentário e as hormonas da tiroide, que sinergizam com a prolactina baixa (Tucker 2000). O papel da hormona do crescimento (segregada no parto) na lactogénese parece ser o de um sinergismo com a prolactina (Ingalls et al. 1973). Os glucocorticóides adrenais na lactogénese têm sido associados à secreção de leite. Um aumento na quantidade de mRNA da caseína foi proposto como mecanismo de ação dos glucocorticóides (Devinoy et al. 1978).

O aumento dos níveis de estrona e estradiol-17 beta e a diminuição dos níveis de progesterona são as alterações mais evidentes no sangue antes do parto em bovinos (Smith et al. 1973). O estrogénio e os glucocorticóides aumentam o número de receptores de prolactina (Sheth et al. 1978). A progesterona liga-se a um recetor de progesterona no tecido mamário, mas também compete com os glucocorticóides pela ligação ao recetor de glucocorticóides (Collier e Tucker 1978). A progesterona bloqueia a capacidade da prolactina de induzir a síntese de receptores de prolactina (Djiane e Durand 1977). A prostaglandina-F2α estimula a libertação de várias hormonas lactogénicas, incluindo a prolactina, a hormona do crescimento e os glucocorticóides (Louis et al. 1974).

2.2.2 Galactopoiese

O termo galactopoiese significa manutenção da lactação. Ela é controlada por um complexo hormonal (Folley e Young 1941). A prolactina libertada durante a ordenha diminui gradualmente com a progressão da fase de lactação. As concentrações de prolactina no sangue estão positivamente correlacionadas com a produção de leite em bovinos (Koprowski e Tucker 1973). A captação mamária de prolactina do sangue é maior logo após sua liberação da pituitária anterior. Além disso, a captação de prolactina é maior no início da lactação, quando a produção de leite é maior, do que no meio e no final da lactação (Beck et al. 1979). O número de receptores de prolactina aumenta acentuadamente após o parto, o que complementa o aumento do desempenho da lactação (Holcomb et al. 1976).

A hormona do crescimento é uma das hormonas do complexo hormonal da lactação com atividade galactopoiética. Foi estudada uma relação linear significativa entre a hormona de crescimento e a produção de leite (Hutton 1957). Os animais de alta produção têm uma concentração mais elevada de hormona de crescimento do que os animais de baixa produção durante toda a lactação (Hart et al. 1978). Foi estudado um aumento da utilização de alimentos para a produção de leite após a injeção da hormona de crescimento bovina. Acredita-se que a hormona do crescimento bovino afecta o metabolismo de tecidos como o fígado, o músculo e o tecido adiposo, de modo a que estes tecidos necessitem de menos energia e aminoácidos, aumentando assim a disponibilidade de precursores do leite para a glândula mamária (Machlin 1973).

Os estudos efectuados nos últimos anos sobre o papel dos glucocorticóides revelam o seu papel fundamental na lactação. Verificou-se que os glucocorticóides induzem o desenvolvimento do retículo endoplasmático rugoso necessário para a síntese e secreção dos componentes do leite, bem como a expressão do recetor da prolactina. A síntese de gordura e a síntese de lactose são controladas por várias enzimas e os glucocorticóides ajudam na expressão dessas enzimas reguladoras (Casey e Plaut 2007). Noutro estudo, foram encontrados resultados semelhantes relacionados com os receptores de prolactina. A especificidade desta regulação é indicada pela ausência de efeito de concentrações molares iguais de outros esteróides (Sakai et al. 1979).

Sabe-se que a insulina tem um efeito depressivo no nível de glucose no sangue e na produção de leite em vacas leiteiras (Schmidt 1966). O declínio na lactose do leite foi atribuído ao baixo nível de açúcar no sangue, enquanto a queda na produção de leite foi atribuída a uma diminuição na energia disponível (Gowan e Tobey 1931).

As duas principais hormonas importantes na gravidez são o estrogénio e a progesterona. Embora a progesterona iniba o início da lactação, ela não afeta a lactação durante o período pós-parto (Herrenkohl 1972). Da mesma forma, o estrogénio não afecta a lactação, uma vez que não há efeito da ovariectomia na produção de leite em lactação estabelecida (Tucker 2000)

2.2.3 Ejeção de leite

A oxitocina é a hormona envolvida na ejeção do leite e estimula a expressão do leite do tecido epitelial mamário para as tetinas, o que é designado por "descida" do leite ou "ejeção do leite" (Nickerson et al. 1957). Quando estimulados pela oxitocina, os alvéolos são comprimidos e o leite é expelido para os canais colectores maiores para ser removido pela cria (Lincoln e Paisley 1982). A ejeção contínua do leite depende da presença de concentrações elevadas de ocitocina durante toda a ordenha. Qualquer interrupção no processo de ejeção do leite pode atrapalhar a remoção do leite (Bruckmaier e Blum 1997). As concentrações basais de ocitocina diminuem do início ao meio da lactação e aumentam do meio ao final da lactação e ainda mais do final da lactação até a involução (Gorewit et al. 1983).

2.3 Galactogogos

Bergman e Turner em 1940 sugeriram o termo "galactopoietic" ou "galactogogue" para substâncias que aumentam a lactação estabelecida. Independentemente, Folley e Young sugeriram o termo "galactopoietic" para descrever preparações hormonais que aumentam a produção de leite num animal já em lactação (Shaw et al. 1954). Os galactogogos são moléculas sintéticas ou vegetais que medeiam processos complexos que envolvem a interação entre factores físicos e fisiológicos. Entre os factores mais importantes estão as hormonas, como a prolactina (Tabares et al. 2014).

A produção de leite é essencial para a alimentação óptima dos bebés e tem um impacto direto no crescimento, desenvolvimento e saúde no período neonatal. Os factores nutricionais e não nutricionais (associados à endocrinologia, saúde, clima e gestão) afectam a síntese e a secreção do leite.

2.3.1 Drogas e hormonas sintéticas

A oxitocina é um hormônio liberado pela glândula pituitária posterior, que causa contração das células mioepiteliais ao redor dos alvéolos e dos pequenos dutos da glândula mamária (Ballou et al. 1993). Um estudo revelou que uma dose de 2,0 ou 3,0 UI de ocitocina administrada através da veia do leite levou a uma produção de leite ligeiramente maior (Gorewit e Sagi 1984). A administração de ocitocina exógena em vacas durante uma lactação completa aumentou a produção de leite em 11,6% em relação às vacas que não receberam ocitocina (Nostrand et al. 1991). Foi relatado que a somatotropina recombinante e a somatotropina hipofisária aumentam a produção de leite sem afetar a composição de lactose, proteína e gordura do leite (Bauman e Eppard 1985). Foi relatado que a somatotropina bovina provocou uma resposta positiva na produção de leite em búfalas sem alteração na composição do leite (Ludri et al. 1989).

A hormona libertadora de tirotropina é uma hormona peptídica sintetizada no hipotálamo, que estimula a secreção da hormona estimulante da tiroide e da prolactina pela pituitária anterior (Tabares et al. 2014). Foi registado um ligeiro aumento na produção de leite ao longo do tratamento hormonal e também foram registadas alterações na percentagem de proteína e gordura (Convey et al. 1972). A metoclopramida e a clorpromazina antagonizam a libertação de dopamina no sistema nervoso central, aumentando assim os níveis de prolactina (Zuppa et al. 2010). A domperidona aumenta a prolactina e a produção de leite no úbere. A sulpirida é um medicamento antipsicótico que actua como galactogogo ao aumentar a hormona libertadora de prolactina do hipotálamo através do bloqueio dos receptores de dopamina (Bharti et al. 2012).

2.3.2 Galactogogos à base de plantas

A utilização de plantas como medicamento está generalizada em todo o mundo. Estima-se que mais de 35 000 espécies de plantas estejam a ser utilizadas em todo o mundo para fins medicinais (Dandotiya et al. 2013). Os produtos medicinais etno-veterinários e à base de plantas têm idealmente múltiplos efeitos e são úteis numa variedade de condições de doença, bem como para efeitos benéficos na saúde dos animais domésticos. Embora os desenvolvimentos modernos no domínio terapêutico tenham provocado um rápido declínio da medicina tradicional, os remédios à base de plantas continuam a ter um papel crucial como fonte potencial de ajudas terapêuticas nos sistemas de saúde em todo o mundo, tanto para os seres humanos como para os animais (Chakraborty e Pal 2012).

Devido à proibição da maioria dos promotores de crescimento antimicrobianos nos alimentos para animais devido aos seus efeitos residuais, os extractos de plantas estão a tornar-se mais populares. Os extractos de plantas actuam como antibacterianos, antioxidantes, anticarcinogénicos, antifúngicos, analgésicos, insecticidas, anticoccidianos e promotores de crescimento (Tipu et al. 2006). A maioria das ervas e especiarias estimula a função das enzimas pancreáticas e algumas aumentam a atividade das enzimas digestivas da mucosa gástrica (Srinivasan 2005). O ecossistema microbiano no rúmen é composto por uma população microbiana anaeróbia complexa de bactérias, fungos, protozoários e a arqueia metanogénica. Numerosos metabolitos produzidos no rúmen durante a fermentação microbiana afectam as funções digestivas e metabólicas básicas e a produtividade do hospedeiro (Frankic 2009). Assim, as preparações à base de plantas são úteis para a saúde e a produtividade gerais, uma vez que aumentam as bactérias e os protozoários do rúmen após o tratamento (Bhatt et al. 2009).

Verificou-se que as raízes de Shatavari (*Asparagus racemoscis liliaceac*) aumentam a secreção de prolactina, o que aumenta a lactação. Após a alimentação de Shatavari, foi relatado um aumento da produção de leite na cobaia, cabras e búfalas (Behera et al. 2013). Foi relatado que a suplementação de raiz fresca de Shatavari à taxa de 0,5 kg por dia aumenta significativamente a produção de leite de búfalas (p<0,01) (Kumar et al. 2008).

O cardo mariano (*Silbanum marianum*) tem sido indicado como um galactogogo (Sehgal e Sood 2013). Foi relatado que aumenta os níveis de prolactina circulante em ratos fêmeas (Capasso et al. 2009) e aumenta o fluxo sanguíneo para as glândulas mamárias (Patel et al. 2013).

Várias plantas como galactogogos à base de plantas foram listadas na literatura, mas a informação sobre o mecanismo exato de ação e o seu efeito em animais lactantes continua a ser escassa. Em geral, actuam exercendo uma influência no eixo adrenal-hipotálamo-hipofisário-gonadal através do bloqueio dos receptores dopaminérgicos hipotalâmicos ou da inibição dos neurónios produtores de dopamina (Mohanty et al. 2014). O feno-grego ou *Methi* (*Trigonella foenum-graecum*) e o Giloy (*Tinospora cordifolia*) foram seleccionados para o estudo de investigação. A literatura relacionada com estas ervas foi analisada no presente documento.

2.4 Feno-grego (*Trigonella foenum-graecum*)

O feno-grego (*Trigonella foenum-graecum*) é uma erva leguminosa cultivada na Índia. O endosperma da semente é rico em galactomanano e as sementes jovens contêm principalmente hidratos de carbono e açúcar. As sementes maduras contêm aminoácidos, ácidos gordos, vitaminas e saponinas. Os principais constituintes químicos do feno-grego são fibras, flavonóides, polissacáridos, saponinas e polissacáridos e alguns alcalóides identificados, como a trigonelina e a colina (Toppo et al. 2009).

2.4.1 Actividades farmacológicas do feno-grego

O feno-grego é conhecido por ter vários efeitos farmacológicos que incluem atividade hipoglicémica, hipolipidémica, carminativa, estimulante gástrica, antidiabética e galactogoga. Investigações mais recentes identificaram também propriedades antioxidantes, hepatoprotectoras, anti-inflamatórias, antibacterianas, antifúngicas, antiulcerosas e anticarcinogénicas (Toppo et al. 2009).

2.4.2 Efeito na produção e composição do leite

Num estudo realizado em vacas leiteiras, verificou-se que as sementes de feno-grego introduzidas na dieta das vacas leiteiras melhoram o perfil dos ácidos gordos funcionais no leite, reduzem a concentração de colesterol no sangue e produzem concentrações mais baixas de colesterol no leite sem alterar o seu sabor ou gosto (Shah e Mir 2004).

Um estudo experimental em búfalas em lactação concluiu que a produção de leite, a FDN e a lactose aumentaram significativamente (p<0,05) no grupo de tratamento, enquanto o teor de proteína e gordura foi semelhante nos animais tratados com feno-grego e no controlo (Abo El-Nor et al. 2007).

Também foi registada uma maior produção de leite em cabras alimentadas com feno-grego (Al-Shaikh et al. 1999). Um estudo realizado em cabras sauditas permitiu observar que as cabras alimentadas com 60g/dia de sementes de feno-grego em pó tinham uma produção de leite significativamente mais elevada (p<0,05) do que as do grupo de controlo (1236±38 vs. 1093±43 mL/dia) (Alamer e Basiouni 2005). Uma observação semelhante em cabras alimentadas com feno-grego foi estabelecida em relação ao aumento da produção de leite (p <0,05), juntamente com a diminuição do teor de gordura do leite com um padrão inconsistente de proteína, lactose e SNF (Elman et al. 2013). As ovelhas alimentadas com sementes de feno-grego a um nível de 0,6 e 1,2g/kg de peso vivo em comparação com o grupo de controlo mostraram que a produção diária de leite, a percentagem de proteína do leite e a SNF aumentaram significativamente (p<0,05), enquanto a percentagem de gordura do leite e a lactose do leite diminuíram significativamente (Al-Sherwany 2015).

As substâncias que aumentam a concentração de prolactina irão certamente aumentar a produção de leite nos animais. Um estudo concluiu que o feno-grego administrado a cabras cruzadas de Damasco apresentou prolactina sérica significativamente mais elevada (p<0,05) e aumentou a produção de leite em comparação com o grupo de controlo, o que pode ser mediado pela estimulação da hormona prolactina (Al-Janabi 2012).

2.4.3 Efeito nos parâmetros sanguíneos

Foi relatado que o extrato de sementes de feno-grego diminui os níveis de colesterol total, VLDL e LDL no sangue (Petit et al. 1993). Está de acordo com os estudos efectuados em anos posteriores, segundo os quais o tratamento com feno-grego reduz seletivamente as fracções LDL e VLDL do colesterol total sem quaisquer efeitos toxicológicos (Al-Habori e Raman 1998). As fracções HDL mostraram uma tendência oposta (p=0,024) em ratos alimentados com fibra alimentar solúvel em feno-grego, enquanto os triglicéridos, o colesterol e o LDL diminuíram significativamente (Hannan et al. 2003).

As saponinas de feno-grego e o galactomanano induzem um atraso notável na absorção de LDL e triglicéridos, juntamente com um aumento notável dos níveis de HDL. A fração de saponina aumentou significativamente o teor de glicogénio hepático e suprimiu o nível de glicose no sangue (Hamden et al. 2010). Foi indicado que as saponinas são o componente hipocolesterolémico das sementes de feno-grego que interagem com os sais biliares no trato digestivo (Stark e Madar 1993).

A atividade hipoglicémica das sementes de feno-grego (*Trigonella foenum-graecum*) em animais experimentais está bem documentada (Raghuram et al. 1994). Foi relatado que a atividade hipoglicémica *in vivo* é mediada, pelo menos em parte, pela ativação de uma via de sinalização da insulina nos adipócitos e nas células do fígado (Vijayakumar et al. 2005). O tratamento com um extrato alcaloide de sementes secas de feno-grego resultou numa redução significativa da glicose no sangue e num aumento da insulina sérica, o que se pode pensar que ocorre devido ao seu conteúdo de alcalóides (El-Soud 2007). Foram registados níveis mais baixos de glicose no sangue ($p<0,05$) e de ureia ($p<0,01$) em cabras quando alimentadas com sementes de feno-grego

(Alamer e Basiouni 2005) (Al-Janabi 2012). Também foi relatado que o galactomanano encontrado nas sementes de feno-grego inibe a lesão renal induzida pela diabetes através da redução do teor de ureia e creatinina no plasma (Hamden et al. 2010).

Num estudo realizado em cabras leiteiras, não se verificou qualquer diferença significativa entre as proteínas totais, a albumina, a globulina, o colesterol, a glicose e os lípidos totais no plasma sanguíneo, quando se tomou suplemento de feno-grego (Al-Shaikh et al. 1999). Uma experiência com alimentação à base de feno-grego mostrou que os níveis de proteína total, globulina e glicose aumentaram significativamente, enquanto o colesterol e a ureia no sangue diminuíram significativamente quando o pó de sementes de feno-grego foi adicionado à ração basal a 50 ou 100 g/vaca/dia (Nasser 2013). Um estudo mostrou uma diminuição do colesterol no sangue, mas não indicou qualquer efeito significativo sobre os triglicéridos, a proteína total e a globulina em vacas Frísias (Maher e N.M.B. 2013).

Os tratamentos com sementes de feno-grego mostraram um aumento significativo ($p<0,05$) da glucose no sangue, das proteínas totais, da albumina e da creatinina em búfalos (Abo El-Nor et al. 2007). Pelo contrário, as sementes de feno-grego foram avaliadas quanto à diminuição significativa da glucose sérica e dos níveis de creatinina em ratos diabéticos induzidos por estreptozotocina (Eidi et al. 2007). A suplementação de pó de sementes de feno-grego também foi estudada nas dietas de frangos de carne que diminuíram significativamente o colesterol sérico, a proteína total, a albumina e o cálcio (Mamoun et al. 2014). O tratamento com pó de sementes de feno-grego restaurou os níveis de ureia e creatinina séricos, bem como as actividades da fosfatase alcalina, aspartato aminotransferase e alanina amonitransferase em ratos irradiados com radiação gama, que mostraram um aumento destes parâmetros bioquímicos após a exposição (El-Tawil 2009).

2.5 Giloy (*Tinospora cordifolia*)

Vulgarmente conhecida como "Giloy" ou "Guduchi", é uma droga importante dos sistemas indianos de medicina e utilizada em medicamentos desde tempos imemoriais (Sinha et al. 2004). É um arbusto trepador grande, de folha caduca, pertencente à família *Menispermaceae*, que se encontra em toda a Índia. É conhecida como planta da semente da lua com folhas em forma de coração em inglês, 'Guduchi' em sânscrito e 'Giloy' em hindi.

O caule é suculento, longo, filiforme, carnudo e trepador. As raízes aéreas nascem dos ramos. As folhas são simples, alternas, longamente pecioladas, redondas, pulvinadas, em forma de coração, parcialmente torcidas e a lâmina é ovada. As flores são unissexuais, de cor amarelo-esverdeada e aparecem quando a planta não tem folhas. Embora todas as partes da planta tenham valor terapêutico, o caule é a parte mais frequentemente utilizada nas preparações medicinais (Mittal et al. 2014).

2.5.1 Actividades farmacológicas do Giloy

Várias propriedades farmacológicas que foram estudadas incluem actividades antioxidantes, antidiabéticas, renoprotectoras, anticarcinogénicas, hepatoprotectoras, cardioprotectoras, antibacterianas, antifúngicas, antivirais, anti-inflamatórias, anti-artríticas, hipoglicémicas, hipolipidémicas e hipocolesterolémicas. Em seres humanos, verificou-se que o giloy melhora a concentração e a memória juntamente com a sua atividade imunomoduladora (Mittal et al. 2014). O Giloy é utilizado para aumentar a lactação em animais leiteiros pelos agricultores estatais (Sehgal e Sood 2013).

2.5.2 Efeito na produção e composição do leite

A suplementação dietética de giloy (*T. cordifolia*) no periparto de 15 vacas mestiças Karan Fries grávidas mostrou um aumento (p<0,05) da produção de leite durante 305 dias de lactação. A composição do leite (gordura, proteína, lactose e SNF) foi semelhante no grupo de controlo e no grupo tratado. Uma redução significativa (p<0,05) na contagem de células somáticas também foi observada durante o período experimental (Mallick e Prakash 2011).

A dieta suplementada com Giloy (*T. Cordifolia*) em búfalas Murrah levou à constatação de que houve um aumento significativo (**p<0,05**) na produção média de leite (kg/dia) no grupo de tratamento (8,07±0,14) do que no controlo (7,16±0,10), enquanto as diferenças nos constituintes do leite (Proteína, Gordura, SNF e Lactose) entre os grupos não foram significativas (Mir et al. 2014).

Um estudo semelhante sobre os parâmetros de produção de búfalas Murrah em lactação suplementadas com giloy (*T. cordifolia*) mostrou o aumento significativo (p <0,05) na produção de leite, juntamente com nenhuma mudança na porcentagem de gordura do leite, porcentagem de lactose e porcentagem de SNF. No entanto, uma mudança significativa foi observada na porcentagem de proteína do leite do grupo de tratamento quando alimentado na dose de 120g / dia / animal (Mir et al. 2015).

2.5.3 Efeito nos parâmetros sanguíneos

O extrato de raiz de *T. cordifolia* mostrou o efeito hipolipidémico em ratos diabéticos aloxanos (Stanley et al. 1999). Verificou-se que o extrato de raiz, que tem um efeito hipoglicémico e hipolipidémico, reduz o colesterol no soro e nos tecidos, os fosfolípidos e os ácidos gordos livres (Stanley et al. 2000). A administração oral do extrato de raízes de *T. cordifolia* durante 6 semanas resultou numa redução significativa da glucose no sangue e na urina e dos lípidos no soro e nos tecidos em ratos diabéticos com aloxano (Stanley et al. 2003).

No entanto, os extractos não tiveram um efeito significativo nos níveis de lípidos totais em coelhos normais e em coelhos diabéticos tratados com aloxana. Foi relatado que os extractos das folhas de *T. cordfolia* têm uma ação semelhante à da insulina e podem reduzir significativamente a glicose no sangue, mas não os níveis de lípidos totais em coelhos normais e em coelhos diabéticos induzidos por aloxana (Wadood et al. 1991). A mesma erva foi avaliada quanto à imunidade da glândula mamária e ao potencial terapêutico contra a mastite subclínica bovina (Mukherjee 2010).

O soro de ratos tratados com *T. cordifolia* mostrou um aumento no nível de imunoglobulina. Um aumento significativo da contagem de glóbulos brancos e de células da medula óssea indicou um efeito estimulador no sistema hemopoiético. Concluiu-se assim deste estudo que *a T. cordifolia* (caule) apresenta uma ação imunomoduladora potente (Aher e Wahi 2010).

O extrato alcoólico de *T. cordifolia* (500mg/kg de peso corporal, por via oral) diminuiu os níveis aumentados de creatinina sérica, azoto ureico no sangue e fosfatase alcalina na nefrotoxicidade induzida pela cisplastina em ratos. Os resultados deste estudo revelaram que o extrato alcoólico do caule da *Tinospora cordifolia* tem uma ação curativa contra a nefrotoxicidade induzida pela cisplatina (Khanam et al. 2011).

A suplementação de *T. cordifolia* em búfalas Murrah em lactação durante a estação de inverno a 120g/animal/dia do dia 3 ao dia 75 de lactação causou uma atividade de catalase plasmática globalmente mais elevada e uma concentração de hormona de crescimento em comparação com o controlo. Não foi observada qualquer diferença significativa no cortisol, nos ácidos gordos não esterificados e na concentração de glucose das búfalas do controlo e do tratamento (Mir et al. 2013). O grupo suplementado com *T. cordifolia* mostrou que a concentração de glicose no plasma e o nível de somatotropina eram mais elevados (p>0,05) do que o controlo. O nível médio de ácidos gordos não esterificados e cortisol no grupo de tratamento foram significativamente (**p<0,05**) mais baixos do que o controlo (Mir et al. 2014).

2.6 Minerais no leite

O cálcio desempenha uma função estrutural importante. As alterações do cálcio ionizado intracelular e extracelular estão frequentemente associadas e têm importantes funções secretoras e excitatórias. O fósforo é necessário para a estrutura óssea, embora tenha também um papel importante na estrutura da parede celular, no armazenamento de energia como ATP, no transporte de oxigénio e no equilíbrio ácido-base (Baker e Worthley 2002).

Os oligoelementos desempenham papéis fundamentais na função imunitária, no metabolismo da energia e das proteínas da reprodução, na função enzimática, na reparação, integridade e manutenção celulares. Os microminerais desempenham um papel significativo no metabolismo dos hidratos de carbono, das proteínas e dos ácidos nucleicos como cofator/ metaloenzima, pelo que qualquer alteração no seu nível pode alterar a produção de hormonas reprodutivas e outras (Kumar et al. 2011)

Para avaliar o estado mineral das vacas leiteiras após a administração de suplementos à base de plantas, é necessário efetuar uma investigação sobre o teor de minerais no plasma e no leite das vacas. Os macrominerais (Cálcio e Fósforo) e os microminerais (Ferro, Cobre e Zinco) foram analisados em amostras de sangue e de leite.

Singh et al. (1972) referiram que os valores de fósforo e cálcio no plasma sanguíneo eram de 6,52±0,28 e 10,9±0,55 mg por cento em novilhas búfalas Murrah. Os níveis de fósforo eram ligeiramente mais elevados nos grupos jovens do que nos adultos. Sharma et al. (2003) efectuaram um estudo em 4 distritos de Kumaon hills, Uttrakhand, para registar o estado mineral do soro do gado. O teor de cálcio variava entre 10,29 e 11,74 mg/dL e o de fósforo entre 4,2 e 5,57 mg/dL. Luca et al. (1976) sublinharam a importância do rácio cálcio/fósforo no plasma sanguíneo e observaram que estava positivamente correlacionado com a fertilidade, sendo a melhor fertilidade alcançada com um rácio de 2:1.

Estudos sobre os níveis de cálcio no leite revelaram que o conteúdo médio de cálcio no leite das raças variou de 1,11 g/L para Ayrshire a 1,46 g/L para o gado Jersey. O teor médio de cálcio no leite de todas as raças num estudo realizado em efectivos leiteiros comerciais no sudeste da Pensilvânia foi de 1,25 g/L (Cerbulis e Farrell JR 1975). O colostro da vaca é uma fonte rica em cálcio e diminui rapidamente após o parto. O teor de cálcio aumenta então no final da lactação (Rook e Campling 1965).

Arora e Gupta (1969) relataram que o conteúdo de cálcio das vacas Nimari não mostrava muita variação durante o período de lactação. Sebela e Klicnik (1975), ao trabalharem sobre a diferença na composição do leite, relataram que o leite de vacas de alta produção contém uma concentração significativamente maior de cálcio do que o leite de vacas de baixa produção. Kume e Tanabe (1993) observaram o nível mais elevado de cálcio no colostro, que diminuiu rapidamente 24 horas após o parto. Eles também relataram que os níveis de cálcio no colostro diminuíram com o aumento do número de lactações, no entanto, se estabilizaram após a terceira lactação.

O fósforo está presente no leite nas fracções proteica, lipídica e inorgânica. O fósforo médio do leite das raças variou de 1,01 g/L para a Holstein a 1,33 g/L para a Jersey. O teor médio de fósforo total do leite de todas as raças foi de 1,15 g/L (Cerbulis e Farrell 1975). A concentração de fósforo inorgânico no leite (75 mg/dL) é aproximadamente 11 vezes a concentração no plasma (Forar et al. 1982). A concentração de fósforo no colostro foi mais alta no parto e diminuiu rapidamente 24 horas após o parto. O valor máximo diminuiu à medida que o número de lactações aumentou, mas foi relatado que se estabilizou após a terceira lactação (Kume e Tanabe 1993).

Hussain et al. (2003) avaliaram o perfil mineral no soro de bovinos em Bareilly. Eles encontraram os valores médios de Zn, Fe e Cu como sendo 124,89 ± 12,59 µg/dL, 131,64 ± 10,96 µg/dL e 92,78 ± 3,19 µg/dL, respetivamente. Pankaj et al. (2003) avaliaram o perfil mineral sérico de búfalos. Os níveis médios de Zn, Fe e Cu foram encontrados na faixa de 125,47 ± 12,61 µg/dL, 133,14 ± 11,26 µg/dL e 94,17 ± 3,25 µg/dL, respetivamente. Pavlata et al. (2005) relataram 12,21 ± 3,19 µmol/L como nível médio de zinco no soro sanguíneo de vacas leiteiras e nível de cobre na faixa de 13,62 ± 2,62 µmol/L.

O leite não contém uma quantidade satisfatória de micro-minerais. O conteúdo de ferro no leite de vaca tem sido relatado como sendo de cerca de 0,572 mg/kg, o que é considerado uma quantidade baixa em comparação com o búfalo, 0,88 mg/kg (Enb et al. 2009). O teor de ferro no leite de vacas cruzadas Jersey foi relatado como sendo tão alto quanto 2,57 ppm no início da lactação, que diminuiu ao longo do avanço da lactação (Phukan et al. 2002). Kuam e Hellwig (1928) descobriram que o conteúdo de cobre por litro variava de 0,2 a 0,8 mg. Os níveis de zinco no leite foram encontrados na faixa de 1-5µg/mL (Lonnerdal et al. 1981).

2.7 Alimentação e produção de leite

Os pequenos agricultores dos países em desenvolvimento dispõem de recursos limitados para alimentar os seus animais ruminantes. Os recursos disponíveis são essencialmente forragens de baixa digestibilidade (tanto verdes como maduras), palhas, resíduos de culturas e subprodutos agrícolas que são geralmente pobres em proteínas.

No rúmen, os hidratos de carbono (e não os lípidos ou as proteínas) são a principal fonte de energia para o crescimento microbiano. Os ácidos gordos voláteis resultantes da fermentação dos hidratos de carbono são a principal fonte de energia para o metabolismo corporal, mas os lípidos e os aminoácidos também podem servir como fontes de energia. O grau em que o lipídio corporal e a glicose sanguínea são usados pela glândula mamária confunde a relação entre a dieta e a produção de leite (Nocek e Russell 1988). As rações para vacas leiteiras em lactação são geralmente formuladas com base nas necessidades de proteína (por exemplo, proteína bruta) e energia (por exemplo, energia líquida para lactação). No entanto, para atingir a produção máxima, as rações para vacas leiteiras devem ser equilibradas em termos de fibras efectivas, hidratos de carbono não estruturais, proteínas não degradadas no rúmen, proteínas solúveis, gorduras de bypass e teor de lípidos da dieta.

A relação entre o nível mais elevado de alimentação com concentrado e a produção de leite foi positivamente correlacionada (p<0.001) enquanto que a concentração de proteínas nos concentrados teve um efeito não significativo na produção de leite. Houve uma tendência para uma maior resposta ao aumento da concentração de proteínas no nível mais elevado de alimentação (Mayne e Gordon 1984).

O aumento da frequência de alimentação pode, por vezes, aumentar a concentração de gordura do leite e a produção de leite em menor grau. Várias respostas positivas estatisticamente significativas foram relatadas em relação ao efeito do aumento da freqüência de alimentação na gordura do leite e na produção de leite. Não houve evidência de que a concentração de proteína do leite, a concentração de lactose ou as mudanças no peso corporal fossem afectadas pela mudança na frequência de alimentação (Gibson 1984). Vários níveis de proteína bruta foram estudados em animais com referência à produção e composição do leite. Foi estudado que o teor de gordura do leite aumentou linearmente (p<0,01) e a FDN mostrou uma tendência linear (p=0,08) com o aumento do teor de proteína bruta da dieta, mas não houve efeito da proteína bruta da dieta na produção de leite, teor de proteína do leite, teor de lactose (Colmenero e Broderick 2006).

A formulação de uma dieta equilibrada satisfaz as necessidades de manutenção e produção dos bovinos leiteiros. A alimentação da ração mista total é benéfica para a ingestão proporcional de todos os ingredientes da ração; ingestão global de alimentos e melhor digestibilidade dos nutrientes, resultando numa maior produção de leite (Gupta et al. 2014). Ao alimentar uma ração equilibrada, a energia e a proteína da dieta podem ser utilizadas de forma mais eficiente em vacas em lactação. Ao alimentar uma ração equilibrada, a produção média diária de leite aumentou (p>0,05) de 7,50 para 8,45 kg e a gordura do leite de 3,98% para 4,22% em vacas mestiças de Gujrat (Vaghamashi et al. 2016).

A forragem verde teve um impacto significativo e positivo na produção de leite em todas as estações para búfalas e animais leiteiros de raça cruzada, exceto na estação das chuvas para vacas de raça cruzada, enquanto os concentrados tiveram uma influência positiva na produção de leite em todas as estações para vacas de raça cruzada e nas estações das chuvas e do verão para búfalas (Patel et al. 1982).

Existe uma forte interação entre o metabolismo dos hidratos de carbono e o das proteínas nos ruminantes, uma vez que a digestão é sobretudo microbiana. Se houver uma deficiência ou uma utilização ineficiente da proteína bruta, a digestibilidade dos hidratos de carbono pode diminuir. Por outro lado, se a quantidade de hidratos de carbono disponível for insuficiente para igualar as proteínas, o azoto pode perder-se sob a forma de amoníaco ruminal. Assim, os níveis de proteína bruta e energia da dieta podem afetar profundamente a produção de leite nos animais leiteiros (Nocek e Russell 1988).

CAPÍTULO - III MATERIAIS E MÉTODOS

3.1 Materiais

3.1.1 Animais de laboratório

O ensaio de investigação foi realizado em vacas saudáveis, de raça cruzada Jersey, em várias fases de lactação, mantidas na Instructional Livestock Farm, College of Veterinary and Animal Sciences, CSKHPKV, Palampur (Himachal Pradesh).

Os animais experimentais foram mantidos num sistema de alojamento solto, em condições normais de alimentação e maneio seguidas na exploração pecuária. Os animais foram alimentados duas vezes por dia e abeberados *ad libitum*. A principal forragem fornecida às vacas durante todo o estudo consistiu em Setaria, Milho, Sorgo e erva local. Além disso, os animais também receberam concentrado durante a ordenha. Uma mistura mineral constituía 3 por cento da alimentação concentrada. A composição do concentrado é apresentada no Quadro 3.1.

Quadro 3.1: Composição dos alimentos concentrados fornecidos às vacas leiteiras (por 100 kg)

Ingrediente	Quantidade (kg)	Ingrediente	Quantidade (kg)
Milho	30	Mistura mineral	3
Farelo de trigo	10	Ureia	1
Farelo de arroz	15	Bolo de sementes de	8
Bolo de amendoim	10	Flocos de soja	5
Cal em pó	1	Bolo de mostarda	9
Melaço	6	Bypass de gordura	1
Sal	1	**Total**	**100**

3.1.2 Ingredientes do ensaio de investigação

As sementes de feno-grego (*Trigonella foenum-graecum*) foram adquiridas no mercado local, secas, moídas e armazenadas. O caule de Giloy (*Tinospora cordifolia*) foi recolhido em zonas próximas de Palampur, seco, moído e armazenado adequadamente antes do início da experiência.

3.1.3 Ensaio de estudo-piloto

O estudo piloto foi realizado para avaliar as alterações organolépticas devidas à alimentação com suplementos galactogogos à base de plantas. Num ensaio de alimentação de um mês, foram seleccionadas catorze vacas leiteiras saudáveis em lactação, que foram divididas em sete grupos. O pó de sementes de feno-grego foi administrado em três doses diferentes de 75g, 100g e 125g e o Giloy foi administrado na dose de 50g, 75g e 100g num grupo de duas vacas para cada dose selecionada. Dois animais foram mantidos como controlo e receberam apenas concentrado. Cada suplemento de ervas foi administrado aos animais misturado no concentrado durante as horas de ordenha da tarde.

As amostras de leite dos animais experimentais foram recolhidas no último dia do ensaio-piloto de alimentação em frascos de polipropileno esterilizados. As amostras de leite fervido foram então testadas para avaliação organoléptica. Não se observaram alterações nos parâmetros sensoriais, em termos de cor, sabor, consistência e odor, em nenhum dos grupos em comparação com o controlo.

3.1.4 Estudo de investigação experimental

Foram seleccionadas vinte e quatro vacas em lactação aparentemente saudáveis, divididas em quatro grupos, cada um com seis animais. Cada um dos grupos foi formado com base na produção média de leite, no número médio de lactações e na idade média das vacas. Os tratamentos à base de plantas foram administrados diariamente a uma hora fixa, ou seja, durante a ordenha da tarde, a todos os animais até ao 60° dia do ensaio experimental. O grupo T0 foi mantido como grupo de controlo que recebeu apenas o concentrado. As vacas do grupo T1 foram alimentadas com pó de caule de giloy misturado com a ração concentrada. O grupo T2 foi alimentado com pó de sementes de feno-grego misturado com o alimento concentrado. As vacas do grupo T3 receberam uma combinação de ambas as ervas misturadas na ração concentrada. A dosagem dos tratamentos com ervas é apresentada no Quadro 3.2.

Quadro 3.2 Tratamentos à base de plantas administrados aos animais experimentais. (g/dia/animal)

Grupo	Tratamento e dosagem
T0	Apenas concentrado
T1	Pó de caule de Giloy (150g) + Concentrado
T2	Sementes de feno-grego em pó (150g) + Concentrado
T3	Pó de sementes de feno-grego e pó de caule de Giloy (75 g cada) + Concentrado

Placa 3.1. As ervas (feno-grego e Giloy) administradas a vacas em lactação durante este estudo

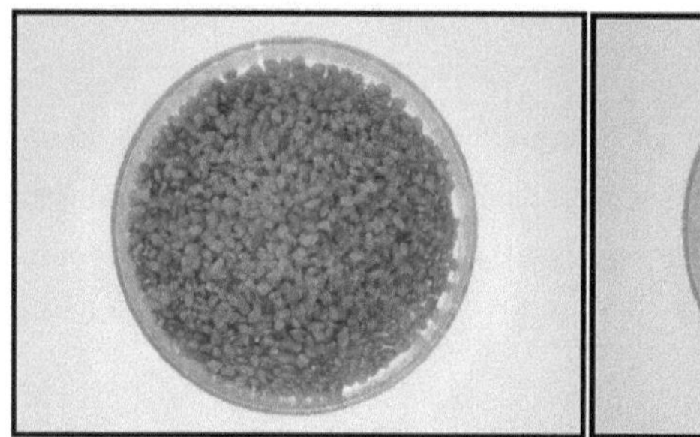

Fenugreek seeds

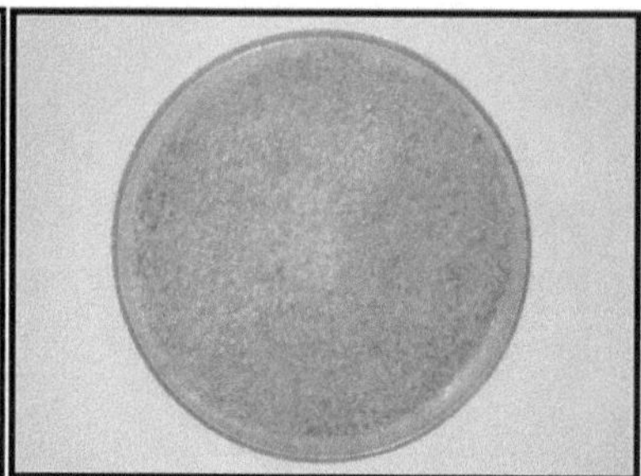

Fenugreek seed powder

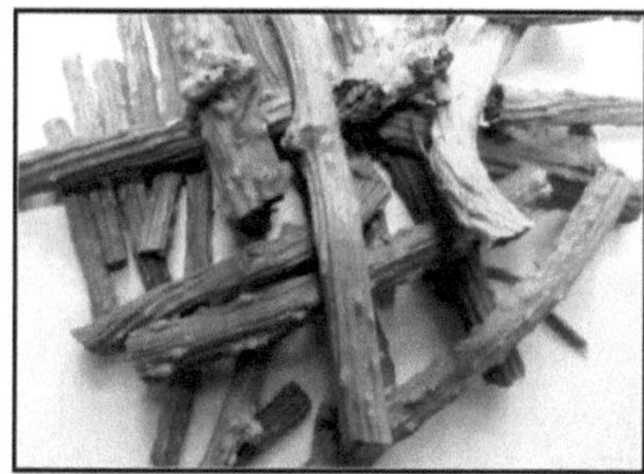

Giloy stem

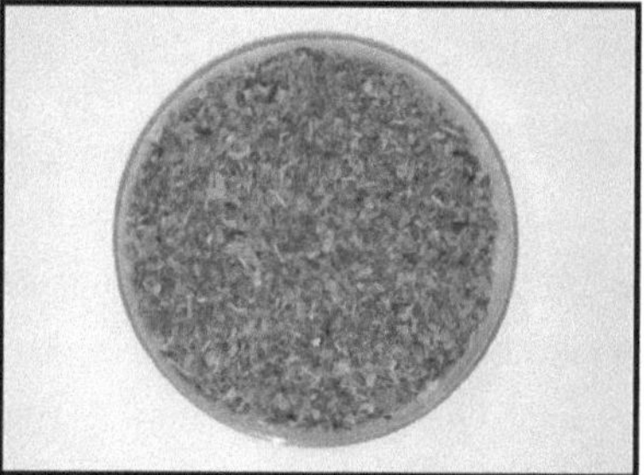

Giloy stem powder

3.1.5 Registo da produção de leite

A produção de leite de todas as vacas leiteiras experimentais foi registada a intervalos regulares de 5 em 5th dias. O primeiro registo foi feito um dia antes do início do tratamento com ervas (Dia 0) até 15 dias após a interrupção da suplementação com ervas (Dia 75). O registo da produção de leite foi feito durante as horas de ordenha da manhã e da tarde. O leite de cada animal foi pesado numa balança eletrónica e anotado num registo.

3.1.6 Recolha de amostras de leite e de sangue

As amostras de leite e de sangue das vacas leiteiras experimentais foram recolhidas a intervalos regulares de 15 dias até ao dia 75 da experiência. A primeira amostragem foi efectuada um dia antes do início (Dia 0) do ensaio de alimentação. As amostras de leite foram colhidas em frascos limpos de 100 mL, com tampa de rosca e lavados com ácido, durante as horas de ordenha da manhã e da tarde. Foram tomadas medidas de precaução para evitar qualquer contaminação e deterioração das amostras de leite. Todas as amostras foram colhidas depois de o leite de cada animal ter sido devidamente mergulhado, para evitar a recolha de amostras aberrantes. As amostras foram então armazenadas a - 20° C até à análise posterior.

As amostras de sangue foram colhidas em tubos de centrifugação limpos, com tampa de rosca e heparinizados, por técnica de punção venosa asséptica, durante as horas de trabalho da manhã na exploração. Foram tomadas todas as precauções necessárias para evitar qualquer contaminação e deterioração do sangue colhido. O plasma sanguíneo colhido foi então armazenado a -20oC até à análise posterior.

3.2 Métodos

3.2.1 Estimativa dos parâmetros do leite

As amostras de leite foram analisadas quanto à percentagem de gordura do leite, percentagem de FDN, percentagem de proteínas e percentagem de lactose, utilizando um analisador de leite automático (*EKOMILK*, Milk analyzer Ultra PRO), de acordo com o protocolo normalizado.

3.2.2 Estimativa dos minerais no leite

As amostras de leite foram digeridas na mistura di-ácida de ácido perclórico e ácido nítrico na proporção de 1:4. Colocou-se um mL de amostra de leite em frascos cónicos e adicionaram-se 10 mL da mistura de diácidos. O conteúdo foi digerido numa placa de ferro quente sob calor lento até se obter uma solução límpida. O volume final foi completado para 25 mL com água bidestilada.

A estimativa de minerais no leite para Cálcio (Ca), Ferro (Fe), Cobre (Cu) e Zinco (Zn) foi feita pelo método de digestão húmida (mencionado acima) utilizando o Espectrofotómetro de Absorção Atómica (*Perkin Elmer 400*) de acordo com o protocolo padrão. O fósforo (P) foi estimado por método colorimétrico. Para a estimativa do fósforo, foram utilizados 0,4 ml de amostra de leite digerido com ácido (diluição 1:25). A precipitação das proteínas foi efectuada com ácido tricloroacético (TCA) a 12%. A 3,3 ml de TCA, foram adicionados 0,4 ml de amostra de leite digerido com ácido, misturados e processados de acordo com o protocolo.

3.2.3 Estimativa dos parâmetros bioquímicos do sangue

Foram determinados vários parâmetros bioquímicos, nomeadamente a glicose, o perfil lipídico (TAG, colesterol, HDL e LDL), o perfil proteico (proteína total, albumina, globulina) e o perfil renal (azoto ureico, creatinina), utilizando kits de estimativa bioquímica* num analisador automático de bioquímica do sangue (*Mispa Nano, Agappe*).

3.2.4 Estimativa dos minerais no sangue

A concentração de Cálcio (Ca) e Fósforo (P) no sangue foi estimada utilizando kits* num analisador

---

* Fabricado por Agappe Diagnostics Ltd., Agappe Hills, Distt. Ernakulam Kerala, Índia

automático de bioquímica do sangue (*Mispa Nano, Agappe*) utilizando as amostras de plasma dos animais experimentais. O ferro (Fe), o cobre (Cu) e o zinco (Zn) foram determinados utilizando o espetrofotómetro de absorção atómica (*Perkin Elmer 400*), de acordo com o protocolo padrão.

3.2.5 Análise estatística

Os resultados assim obtidos no estudo foram analisados utilizando o software informático "**SAS Enterprise Guide**". Os dados foram analisados utilizando ANOVA com um nível de significância de 5 por cento.

CAPÍTULO - IV RESULTADOS E DISCUSSÃO

4.1 Rendimento do leite

A produção de leite (kg/dia) para os grupos de controlo e de tratamento é apresentada na **Figura 4.1** e tabulada no **Apêndice 1.**

A produção média de leite (kg/dia) para o T0 e os grupos de tratamento (T1, T2 e T3) foi de 7,06 ±1,64, 7,23 ±1,31, 7,04 ±0,80 e 7,29 ±1,02 kg/dia, respetivamente, antes do início do estudo experimental de alimentação no dia 0. Os valores mostraram uma tendência decrescente por volta do dia 10. Os valores de produção de leite para todos os grupos tenderam a voltar aos valores do dia 0 por volta do dia 25 do ensaio. Os valores de produção de leite no dia 30 para T0, T1, T2 e T3 foram 6,33±1,71, 6,65±1,23, 6,81±0,63 e 6,99±0,73 kg/dia, respetivamente. Os valores de produção de leite para o grupo T0 mostraram uma tendência decrescente no final do estudo experimental.

No grupo T1, com um declínio no dia 10, os valores de produção de leite voltaram aos valores do dia 0 e mostraram um aumento na produção de leite até o dia 60 de suplementação com tratamento herbal. A produção de leite seguiu uma tendência de declínio após a interrupção da suplementação com tratamento herbal. Os valores de produção de leite numericamente mais altos foram evidentes para o grupo T 1 em comparação com o grupo T0 do dia 30 em diante até a conclusão do estudo experimental. No entanto, a diferença nos valores de produção de leite entre T0 e T1 não foi estatisticamente significativa.

O grupo T2 seguiu uma tendência semelhante à do grupo de controlo. Com um declínio nos valores de produção de leite no dia 10, um aumento nos valores de produção de leite foi evidente até o dia 35 de alimentação com tratamento herbal. Mais tarde, o grupo mostrou uma tendência de declínio na produção de leite após o dia 35 até o dia 75. Os valores de produção de leite para o grupo T2 foram ligeiramente mais altos do que os valores correspondentes do grupo T0, mas as diferenças não foram estatisticamente significativas. Uma tendência semelhante também foi observada no grupo T3.

Após um declínio no dia 10, observou-se que os valores de produção de leite voltaram aos valores de produção de leite do dia 0 por volta do dia 30. Durante a alimentação à base de plantas, os valores de produção de leite permaneceram mais elevados do que os valores correspondentes do grupo de controlo, mas a variação não foi significativa.

Mir et al. (2014) relataram que a produção média de leite (kg / dia) no grupo suplementado com *T. cordifolia* (8,07 ± 0,14) foi significativamente (p <0,05) maior do que o controle (7,16 ± 0,10) em búfalas Murrah. Achados semelhantes foram relatados por Mir et al. (2015), onde a suplementação com *T. cordifolia* aumentou a produção de leite em 10,10% em búfalas Murrah. Mallick e Prakash

(2011) documentaram um aumento na produção de leite com a suplementação de *T. cordifiolia* no gado Karan Fries. Abo El-Nor et al.

(2007) registaram uma maior produção de leite em búfalas alimentadas com feno-grego. Al-Shaikh et al. (1999), Alamer e Basiouni (2005) e Elman et al. (2013) registaram resultados semelhantes no estudo realizado em cabras leiteiras.

No presente estudo, observou-se que a produção de leite em todos os grupos de tratamento foi numericamente mais elevada em comparação com o grupo de controlo a partir do dia 30. No entanto, os valores não diferiram significativamente. Também não foi observada qualquer diferença significativa entre os grupos de tratamento. A suplementação da ração com *T. cordifolia* melhora significativamente a produção e a qualidade do leite, relegando o stress térmico, estimulando a secreção de leite, suprimindo a infeção mamária, melhorando a utilização de nutrientes e reforçando a função imunitária (Mir et al. 2014). Al-Janabi (2012) relatou que a alimentação com feno-grego estimulou a secreção de prolactina e mediou um aumento na produção de leite em cabras leiteiras.

O declínio na produção de leite que foi evidente no dia 10 pode ser atribuído ao facto de os animais terem sido vacinados* no dia 5 desde o início do ensaio. O declínio pós-vacinação na produção de leite em animais leiteiros também foi relatado por Bergeron e Elsener (2008) e Scott et al. (2001).

Os resultados indicam que a suplementação com ervas tendeu a trazer os valores de produção de leite de volta aos valores do dia 0 após o declínio da produção de leite após a vacinação. Em contraste, os valores da produção de leite no grupo de controlo mostraram uma tendência decrescente durante o ensaio.

Figura 4.1 Produção de leite (kg/dia) das vacas em lactação tratadas com suplementos de ervas e do grupo de controlo

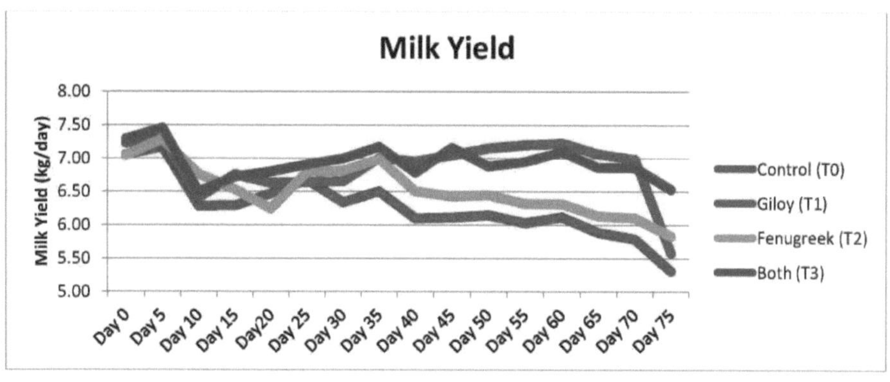

4.2 Composição do leite

4.2.1 Gordura do leite (%)

A gordura do leite (%) das vacas em lactação tratadas com suplementos à base de plantas e o controlo estão tabelados na **Tabela 4.1.**

Tabela 4.1 Gordura (%) no leite de vacas em lactação tratadas com suplementos à base de plantas e do grupo de controlo (Média ± E.S.)

Grupo	Dia 0	Dia 15	Dia 30	Dia 45	Dia 60	Dia 75
Para	$4{,}31^{a}$ ±0,06	4.25^{a} ±0.03	$4{,}18^{a}$ ±0,04	4.31^{a} ±0.08	4.30^{a} ±0.08	4.29^{a} ±0.18
T1	$4{,}41^{a}$ ±0,16	$4{,}26^{a}$ ±0,17	$4{,}42^{a}$ ±0,19	$4{,}45^{a}$ ±0,12	4.58^{a} ±0.09	$4{,}33^{a}$ ±0,09
T2	4.36^{a} ±0.21	$4{,}25^{a}$ ±0,19	$4{,}26^{a}$ ±0,14	4.32^{a} ±0.15	$4{,}43^{a}$ ±0,14	4.34^{a} ±0.10
T3	4.36^{a} ±0.15	$4{,}31^{a}$ ±0,07	4.43^{a} ±0.11	$4{,}49^{a}$ ±0,17	4.52^{a} ±0.13	$4{,}40^{a}$ ±0,17

1. As figuras com diferentes sobrescritos (a, b, c) diferem significativamente (p<0,05) entre linhas.

2. Os números com diferentes sobrescritos (x, y, z) diferem significativamente (p<0,05) entre colunas.

3. T0-Controlo, T1- Giloy, T2-Feno-grego, T3-Ambos (Feno-grego+Giloy)

A percentagem de gordura do leite situou-se entre 4,18±0,04 e 4,58±0,09 por cento nos grupos de controlo e de tratamento. Os animais do grupo de controlo (T0) não mostraram grande variação na percentagem de gordura do leite durante o curso do estudo experimental. Os valores de gordura do leite nos grupos de tratamento (T1, T2 e T3) também não mostraram qualquer alteração significativa. No entanto, observou-se uma tendência crescente nos valores da percentagem de gordura do leite nos grupos de tratamento durante o segundo mês do ensaio. Observou-se um ligeiro declínio na percentagem de gordura do leite quando a suplementação com ervas foi interrompida nos grupos de tratamento. Estas variações não foram estatisticamente significativas.

Os resultados deste estudo estão em concordância com os relatórios documentados por Mallick e Prakash (2011), Mir et al. (2014) e Mir et al. (2015). Estes trabalhadores não encontraram alterações significativas na percentagem de gordura do leite com a suplementação de *T. cordifolia*. Da mesma forma, Abo El-Nor et al. (2007) não observaram qualquer alteração na percentagem de gordura do leite em búfalas alimentadas com feno-grego. Pelo contrário, Elman et al. (2013) e Al-Sherwany (2015) relataram um declínio nos níveis de gordura do leite com a suplementação de feno-grego em cabras e ovelhas, respetivamente.

4.2.2 Leite SNF, Proteína e Lactose

A FDN do leite (%), a proteína (%) e a lactose (%) das vacas em lactação tratadas com suplementos à base de plantas e do controlo são apresentadas nos **quadros 4.2, 4.3 e 4.4**, respetivamente.

Tabela 4.2 SNF (%) no leite de vacas em lactação tratadas com suplementos à base de plantas e no grupo de controlo (Média±S.E.)

Grupo	Dia 0	Dia 15	Dia 30	Dia 45	Dia 60	Dia 75
Para	8.13^a ±0.28	$8,15^a$ ±0,22	8.16^a ±0.10	8.10^a ±0.03	8.01^a ±0.09	8.18^a ±0.04
Ti	8.06^a ±0.18	8.19^a ±0.05	8.20^a ±0.06	8.20^a ±0.08	7.90^a ±0.15	8.07^a ±0.12
T2	8.17^a ±0.07	8.03^a ±0.19	8.21^a ±0.23	8.09^a ±0.25	8.25^a ±0.15	8.31^a ±0.13
T3	8.16^a ±0.14	8.13^a ±0.16	8.04^a ±0.14	7.90^a ±0.38	7.99^a ±0.38	7.84^a ±0.35

Os valores percentuais de FDN do leite variaram entre 7,90±0,15 e 8,31±0,13 por cento para os grupos de controlo e de tratamento. A percentagem de proteína do leite variou entre 2,90±0,06 e 3,05±0,05 por cento, enquanto os valores da percentagem de lactose se situaram entre 4,57±0,07 e 4,35±0,08 por cento para os grupos de controlo e de tratamento. Verificou-se que a composição do leite (SNF, proteína e lactose por cento) era semelhante nos grupos de controlo e de tratamento. Nenhum efeito significativo na composição do leite pode ser atribuído à suplementação com ervas.

Tabela 4.3 Proteína (%) no leite de vacas em lactação tratadas com suplementos à base de plantas (Média ± E.S.)

Grupo	Dia 0	Dia 15	Dia 30	Dia 45	Dia 60	Dia 75
T0	2.98^a ±0.10	2.99^a ±0.08	3.00^a ±0.04	2.97^a ±0.01	2.94^a ±0.03	3.00^a ±0.02
T1	$2,96^a$ ±0,07	3.01^a ±0.02	3.01^a ±0.02	3.01^a ±0.03	$2,90^a$ ±0,06	2.96^a ±0.04
T2	3.00^a ±0.03	$2,95^a$ ±0,07	3.01^a ±0.09	2.97^a ±0.09	3.03^a ±0.06	3.05^a ±0.05
T3	2.99^a ±0.05	2.98^a ±0.06	2.95^a ±0.05	$2,90^a$ ±0,14	2.93^a ±0.14	2.88^a ±0.13

1. As figuras com diferentes sobrescritos (a, b, c) diferem significativamente (p<0,05) entre linhas.

2. Os números com diferentes sobrescritos (x, y, z) diferem significativamente (p<0,05) entre colunas.

3. T0-Controlo, T1- Giloy, T2-Feno-grego, T3-Ambos (Feno-grego+Giloy)

Tabela 4.4 Lactose (%) no leite de vacas em lactação tratadas com suplementos à base de plantas e no grupo de controlo (Média ± E.S.)

Grupo	Dia 0	Dia 15	Dia 30	Dia 45	Dia 60	Dia 75
Para	4.47^a ±0.15	$4,48^a$ ±0,12	$4,49^a$ ±0,06	$4,45^a$ ±0,02	4.41^a ±0.05	$4,50^a$ ±0,02
Ti	4.43^a ±0.10	4.51^a ±0.03	4.51^a ±0.03	$4,51^a$ ±0,04	4.35^a ±0.08	$4,44^a$ ±0,07
T2	$4,49^a$ ±0,04	4.41^a ±0.11	4.51^a ±0.13	$4,45^a$ ±0,14	4.54^a ±0.08	$4,57^a$ ±0,07
T3	$4,49^a$ ±0,07	$4,47^a$ ±0,09	4.42^a ±0.08	4.35^a ±0.21	$4,40^a$ ±0,21	$4,31^a$ ±0,19

1. As figuras com diferentes sobrescritos (a, b, c) diferem significativamente (p<0,05) entre linhas.

2. Os números com diferentes sobrescritos (x, y, z) diferem significativamente (p<0,05) entre colunas.

3. T0-Controlo, T1- Giloy, T2-Feno-grego, T3-Ambos (Feno-grego+Giloy)

Outros investigadores relataram efeitos variados da suplementação com ervas na composição do leite (SNF, Proteína e Lactose) em animais leiteiros. Mallick e Prakash (2011) não observaram nenhuma mudança significativa nos valores de SNF, Proteína e Lactose no leite do gado Karan Fries após a suplementação com *T. cordifolia*. Elman et al. (2013) também não observaram qualquer padrão específico nos valores de SNF, Proteína e Lactose no leite de cabras Núbias alimentadas com feno-grego. Contrariamente, a proteína do leite significativamente maior (p<0,05) foi relatada por Mir et al. (2015) em búfalas Murrah tratadas com *T. cordifolia*. Abo El-Nor et al. (2007) não relataram nenhuma mudança significativa na gordura e proteína do leite em búfalas alimentadas com feno-grego, mas encontraram um aumento na SNF e Lactose (%).

4.3 Perfil mineral do leite

4.3.1 Leite Cálcio

O cálcio do leite (mg/dL) de vacas em lactação tratadas com suplementos de ervas e controlo está tabelado na **Tabela 4.5.**

Tabela 4.5 Cálcio (mg/dL) no leite de vacas em lactação tratadas com suplementos à base de plantas e no grupo de controlo (Média±S.E.)

Grupo	Dia 0	Dia 15	Dia 30	Dia 45	Dia 60	Dia 75
Para	$122,40^a$	$116,25^{ab}$	$105,37^c$	$108,66^{bc}$	$105,03^c$	$106,15^c$

	Dia 0	Dia 15	Dia 30	Dia 45	Dia 60	Dia 75
	±3,13	±3,97	±1,18	±3,66	±0,38	±1,52
Ti	124,97[a] ±3,61	122,03[a] ±6,80	106.06[b] ±3.61	108,52[b] ±3,54	108,55[b] ±1,22	104.16[b] ±2.83
T2	121,13[a] ±2,91	115,30[ab] ±4,81	107,82[b] ±4,07	108,34[b] ±4,47	108,01[b] ±3,29	105.81[b] ±4.85
T3	118,43[a] ±2,44	117,80[a] ±3,48	102,82[b] ±2,20	103,17[b] ±2,62	105,75[b] ±1,09	101,42[b] ±1,72

1. As figuras com diferentes sobrescritos (a, b, c) diferem significativamente (p<0,05) entre linhas.

2. Os números com diferentes sobrescritos (x, y, z) diferem significativamente (p<0,05) entre colunas.

3. T0-Controlo, T1- Giloy, T2-Feno-grego, T3-Ambos (Feno-grego+Giloy)

Os níveis de cálcio no leite das vacas mestiças Jersey em lactação no presente estudo variaram entre 101,42±1,72 e 124,97±3,61 mg/dL. Esses valores são mais baixos do que os valores de cálcio no leite relatados por Chauhan SS (1999) em vacas mestiças Jersey (121,60±2,08 a 127,46±2,35 mg/dL). Cerbulis e Farrell JR (1975) também relataram um valor mais alto de 1,46 g/L (146,00 mg/dL) em vacas Jersey.

Foram observados valores mais elevados de cálcio no leite em todos os grupos no início do ensaio. No entanto, observou-se um declínio nos valores de cálcio no leite à medida que o ensaio avançava. Uma vez que este padrão foi observado tanto nos grupos de controlo como nos de tratamento, a queda não pode ser atribuída à suplementação com ervas. O progresso da fase de lactação durante o ensaio provavelmente contribuiu para o padrão observado nos valores de cálcio do leite. Rook e Campling (1965) observaram uma queda nos valores de cálcio no leite à medida que as vacas progrediam do início para o meio da lactação.

4.3.2 Fósforo do leite

O fósforo do leite (mg/dL) de vacas em lactação tratadas com suplementos de ervas e controlo está tabulado na **Tabela 4.6.**

Tabela 4.6 Fósforo (mg/dL) no leite de vacas em lactação tratadas com suplementos à base de plantas e no grupo de controlo (Média±S.E.)

Grupo	Dia 0	Dia 15	Dia 30	Dia 45	Dia 60	Dia 75
T0	73,87[ab] ±1,87	70,46[b] ±1,27	85,74[a] ±8,07	85,07[a] ±5,54	82,54[aby] ±4,34	86,77[a] ±2,64
TI	77,88[bc] ±2,95	73,06[c] ±4,03	77,99[bc] ±4,57	87,99[ab] ±4,71	96,76[ax] ±2,63	89,73[ab] ±4,69
T2	77,02[bc] ±4,36	66,51[c] ±4,15	76,67[bc] ±4,39	86,85[ab] ±4,70	93,42[axy] ±2,24	87,82[ab] ±3,84

| T3 | $80{,}58^{ab} \pm4{,}76$ | $68{,}83^{b} \pm3{,}61$ | $76{,}94^{ab} \pm3{,}03$ | $88{,}91^{a} \pm6{,}37$ | $89{,}18^{axy} \pm5{,}46$ | $91{,}67^{a} \pm5{,}31$ |

1. As figuras com diferentes sobrescritos (a, b, c) diferem significativamente (p<0,05) entre linhas.

2. Os números com diferentes sobrescritos (x, y, z) diferem significativamente (p<0,05) entre colunas.

3. T0-Controlo, T1- Giloy, T2-Feno-grego, T3-Ambos (Feno-grego+Giloy)

O teor de fósforo no leite variou entre 66,51±4,15 e 96,76±2,63 mg/dL no presente estudo. Os valores relatados por Chauhan SS (1999) variaram entre 87,25±1,94 e 92,60±1,51 mg/dL em animais cruzados Jersey. Forar et al. (1982) relataram uma média de 75 mg/dL de fósforo inorgânico no leite de gado Holstein.

Os valores de fósforo no leite no caso do grupo de controlo (T0), com um ligeiro declínio no dia 15, mostraram um aumento no final do ensaio experimental. Nos grupos de tratamento (T1, T2 e T3), os níveis de fósforo no leite mostraram uma tendência semelhante e continuaram a aumentar durante a suplementação de tratamentos à base de plantas. Os valores significativamente mais elevados no dia 60 nos grupos T1, T2 e T3 foram observados em comparação com os valores do dia 15 nos respectivos grupos. O grupo T1 teve um nível de fósforo significativamente maior em comparação com o grupo T0 no dia 60 da suplementação com ervas. Os valores de fósforo no leite nos grupos T2 e T3 no dia 60 também eram mais altos. Os valores permaneceram mais altos nos grupos de tratamento no dia 75 também.

Chauhan SS (1999) relatou uma maior concentração de fósforo em vacas de alta produção cruzadas Jersey em comparação com vacas de baixa produção, indicando uma relação entre a produção de leite e os valores de fósforo no leite.

4.3.3 Ferro de leite

O ferro do leite (µg/mL) de vacas em lactação tratadas com suplementos de ervas e controle são tabulados na **Tabela 4.7.**

Tabela 4.7 Ferro (µg/mL) no leite de vacas em lactação tratadas com suplementos de ervas e grupo de controlo (Média±S.E.)

Grupo	Dia 0	Dia 15	Dia 30	Dia 45	Dia 60	Dia 75
Para	1.89^{a} ±0.04	1.66^{a} ±0.15	1.62^{a} ±0.15	1.75^{a} ±0.20	1.83^{a} ±0.08	1.89^{a} ±0.12
Ti	$1{,}84^{a} \pm0{,}07$	1.72^{a} ±0.09	1.50^{a} ±0.07	$1{,}80^{a} \pm0{,}26$	1.62^{a} ±0.10	1.66^{a} ±0.11
T2	1.70^{a}	1.49^{a}	1.46^{a}	1.74^{a}	1.80^{a}	1.78^{a}

| | ±0.11 | ±0.12 | ±0.06 | ±0.15 | ±0.09 | ±0.12 |
| T3 | $1{,}80^{ab}$ ±0,10 | $1{,}56^{ab}$ ±0,11 | 1.52^{b} ±0.14 | $1{,}62^{ab}$ ±0,18 | 1.98^{a} ±0.19 | $1{,}83^{ab}$ ±0,09 |

O teor de ferro no leite variou entre 1,46±0,06 e 1,89±0,12 µg/mL no presente estudo. Os valores relatados por Chauhan SS (1999) variaram entre 1,22 ± 0,22 e 1,81 ± 0,24 µgmL em animais cruzados Jersey. Phukan et al. (2002) relataram um teor de ferro no leite tão alto quanto 2,57 µg/mL no início da lactação, que diminuiu com o avanço da lactação nos animais cruzados Jersey.

Os valores de ferro no leite nos grupos de controlo (T0) e de tratamento (T1, T2 e T3) foram marcados por um ligeiro declínio no final do primeiro mês e tenderam a regressar aos valores do dia 0 durante o segundo mês do ensaio experimental. Nenhum efeito nos grupos de tratamento pôde ser atribuído à suplementação com ervas.

4.3.4 Leite Cobre

O cobre do leite (µg/mL) de vacas em lactação tratadas com suplementos de ervas e controle são tabulados na **Tabela 4.8.**

Tabela 4.8 Cobre (µg/mL) no leite de vacas em lactação tratadas com suplementos de ervas e grupo de controlo (Média±S.E.)

Grupo	Dia 0	Dia 15	Dia 30	Dia 45	Dia 60	Dia 75
T0	0.89^{a} ±0.01	0.82^{a} ±0.15	0.88^{a} ±0.01	0.83^{a} ±0.07	0.75^{a} ±0.02	0.78^{a} ±0.04
T1	0.80^{a} ±0.03	0.76^{a} ±0.09	0.89^{a} ±0.02	0.79^{a} ±0.07	0.82^{a} ±0.03	0.78^{a} ±0.09
T2	0.87^{a} ±0.07	0.75^{a} ±0.09	0.87^{a} ±0.04	0.75^{a} ±0.12	0.82^{a} ±0.07	0.71^{a} ±0.08
T3	0.86^{a} ±0.01	0.80^{a} ±0.09	0.83^{a} ±0.02	0.77^{a} ±0.03	0.77^{a} ±0.10	0.85^{a} ±0.17

1. As figuras com diferentes sobrescritos (a, b, c) diferem significativamente (p<0,05) entre linhas.

2. Os números com diferentes sobrescritos (x, y, z) diferem significativamente (p<0,05) entre colunas.

3. T0-Controlo, T1- Giloy, T2-Feno-grego, T3-Ambos (Feno-grego+Giloy)

O teor de cobre no leite variou entre 0,71±0,08 e 0,89±0,02 µg/mL em vacas em lactação no presente estudo. Chauhan SS (1999) documentou uma variação de 0,51±0,04 a 1,02±0,12 µg/mL para os níveis de cobre no leite em vacas mestiças Jersey. Lonnerdal et al. (1981) observaram valores inferiores a 1 µg mL para o cobre do leite em vacas. Os valores de cobre no caso do grupo de controlo (T0) foram encontrados na faixa de 0,75 ± 0,02 a 0,89 ± 0,01 µg/mL e foram estatisticamente semelhantes dentro do grupo. Os grupos de tratamento (T_1, T_2 e T_3) mostraram uma tendência semelhante nos valores de cobre no leite. Não houve diferença significativa entre os grupos de tratamento e o controlo durante toda a duração do estudo. Assim, nenhuma mudança pode ser atribuída à suplementação de tratamentos com ervas.

4.3.5 Zinco no leite

O zinco do leite (µg/mL) de vacas em lactação tratadas com suplementos de ervas e controle são tabulados na **Tabela 4.9.**

Tabela 4.9 Zinco (µg/mL) no leite de vacas em lactação tratadas com suplementos de ervas e grupo de controlo (Média±S.E.)

Grupo	Dia 0	Dia 15	Dia 30	Dia 45	Dia 60	Dia 75
Para	$5,12^{ab}$ ±0,20	5.63^{a} ±0.20	$5,31^{ab}$ ±0,04	$5,30^{ab}$ ±0,21	5.56^{a} ±0.24	$4,83^{b}$ ±0,15
T1	$5,03^{ab}$ ±0,35	$5,02^{ab}$ ±0,22	$5,01^{ab}$ ±0,32	$4,93^{ab}$ ±0,34	$5,14^{a}$ ±0,29	4.06^{b} ±0.36
T2	5.20^{a} ±0.20	5.44^{a} ±0.13	5.60^{a} ±0.28	5.17^{a} ±0.31	5.18^{a} ±0.19	$4,50^{b}$ ±0,18
T3	$5,06^{ab}$ ±0,14	5.65^{a} ±0.25	$4,95^{ab}$ ±0,28	$5,11^{ab}$ ±0,27	$5,42^{a}$ ±0,32	$4,49^{b}$ ±0,24

1. As figuras com diferentes sobrescritos (a, b, c) diferem significativamente (p<0,05) entre linhas.

2. Os números com diferentes sobrescritos (x, y, z) diferem significativamente (p<0,05) entre colunas.

3. T0-Controlo, T1- Giloy, T2-Feno-grego, T3-Ambos (Feno-grego+Giloy)

O teor de zinco no leite variou entre 4,06±0,36 e 5,63±0,20 µg/mL no presente estudo. Chauhan SS (1999) relatou uma variação de 3,97 ± 0,16 a 5,92 ± 0,29 µg/mL para os níveis de zinco no leite em vacas mestiças Jersey. Os níveis de zinco no leite foram observados na faixa de 1-5µg/mL para vacas (Lonnerdal et al. 1981).

Os valores de zinco no caso do grupo de controlo (T_0) encontravam-se dentro dos limites normais, tendo sido observada uma ligeira variação durante o estudo. No entanto, não foi possível identificar um padrão específico. Os grupos de tratamento (T_1, T_2 e T_3) mostraram uma tendência semelhante nos valores de zinco no leite. Como este padrão foi observado tanto nos grupos de controlo como nos de tratamento, a variação não pode ser atribuída à suplementação com ervas.

4.4 Perfil bioquímico do plasma sanguíneo

4.4.1 Glicose plasmática (mg/dL)

A glicose (mg/dL) no plasma sanguíneo das vacas em lactação tratadas com suplementos de ervas e do grupo de controlo está representada abaixo na **Figura 4.2** e tabulada no **Apêndice 2.**

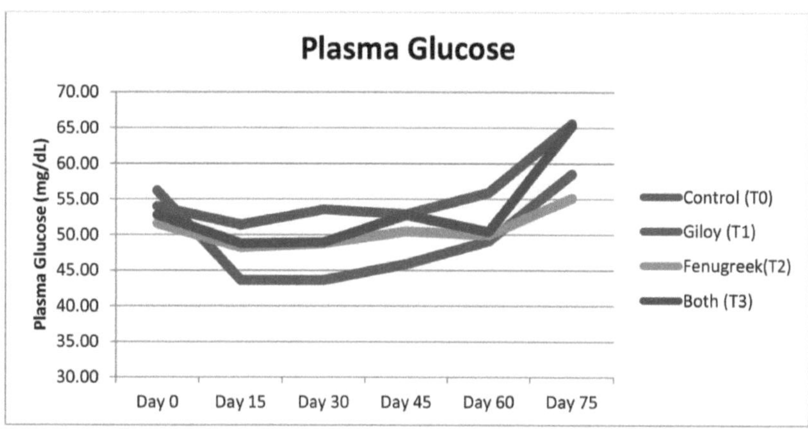

Figura 4.2 Glicose (mg/dL) no plasma sanguíneo de vacas em lactação tratadas com suplementos de ervas e do grupo de controlo

As concentrações de glicose no sangue variaram entre $43,60 \pm 2,07$ e $65,57 \pm 0,69$ mg/dL

nos grupos de controlo e de tratamento. A concentração de glicose no sangue manteve-se no intervalo fisiológico normal (Kaneko et al. 2008).

O grupo de controlo (T0) não apresentou grandes variações na glicose sanguínea durante os primeiros 60 dias. Foi observado um nível significativamente elevado de glicose no sangue no dia 75. Os níveis de glicose no plasma sanguíneo nos grupos tratados com suplementos à base de plantas foram inferiores aos do grupo de controlo.

A concentração de glicose no plasma sanguíneo em vacas alimentadas com giloy (grupo T1) foi significativamente ($p < 0,05$) mais baixa em comparação com o grupo de controlo a partir do 15º dia. As vacas que receberam pó de sementes de feno-grego ou uma combinação de feno-grego e giloy (grupos T2 e T3) não apresentaram qualquer variação significativa nos valores de glicose no sangue durante o período em que as ervas estavam a ser alimentadas. Uma observação interessante foi o aumento significativo dos valores de glicose no sangue no dia 75. Como esta elevação ocorreu tanto nos grupos de controlo como nos grupos tratados, não pode ser associada à suplementação com ervas.

Vários investigadores relataram um aumento, bem como um declínio, dos níveis de glucose no sangue após a toma de suplementos à base de plantas. Wadood et al. (1991) e Stanley et al. (2003) documentaram um declínio nos níveis de glucose no sangue após a administração de extrato de *T. cordifolia* em estudos com animais de laboratório. No entanto, Mir et al. (2014) registaram níveis mais elevados de glucose no sangue em búfalos Murrah no grupo tratado com *T. cordifolia*. Alamer e Basiouni (2005) encontraram níveis mais baixos de glucose no sangue em cabras alimentadas com feno-grego. Pelo contrário, Abo El-Nor et al. (2007) registaram um aumento dos níveis de glucose no sangue em búfalas alimentadas com feno-grego. Vijayakumar et al. (2005) e Hamden et al. (2010) documentaram um declínio nos níveis de glucose no sangue com a administração de extrato de feno-grego em estudos com animais de laboratório. Mouffok et al. (2013), Chlàdek e Mâchai (2004) e Djokovic et al (2017) encontraram uma correlação negativa entre a produção de leite e a glucose no sangue.

4.4.2 Perfil lipídico plasmático total (TAG, colesterol, HDL, LDL)

i) Triacilglicerol (TAG)

Os TAG (mg/dL) no plasma sanguíneo de vacas em lactação tratadas com suplementos à base de plantas e controlo estão tabelados na **Tabela 4.10.**

Tabela 4.10 TAG (mg/dL) no plasma sanguíneo de vacas em lactação tratadas com suplementos à base de plantas e do grupo de controlo (Média±S.E.)

Grupo	Dia 0	Dia 15	Dia 30	Dia 45	Dia 60	Dia 75
Para	$10,75^a$ ±0,69	$10,95^a$ ±0,56	$10,43^a$ ±0,39	$10,80^a$ ±1,08	$10,95^a$ ±0,39	$11,00^a$ ±0,49
Ti	$11,80^a$ ±1,17	9.87^a ±1.06	$9,73^a$ ±0,87	$10,20^a$ ±0,94	$9,13^a$ ±0,96	$12,30^a$ ±1,14
T2	$10,13^a$ ±0,87	9.65^a ±1.01	8.82^a ±0.93	9.10^a ±1.12	$8,88^a$ ±1,36	9.87^a ±1.24
T3	$10,95^a$ ±1,16	$10,73^a$ ±0,57	8.30^a ±0.84	$8,78^a$ ±0,69	$9,88^a$ ±0,86	$10,52^a$ ±0,78

1. As figuras com diferentes sobrescritos (a, b, c) diferem significativamente (p<0,05) entre linhas.

2. Os números com diferentes sobrescritos (x, y, z) diferem significativamente (p<0,05) entre colunas.

3. T0-Controlo, T1- Giloy, T2-Fenugreek, T3- Ambos (Fenugreek+Giloy)

Os valores de TAG foram encontrados nos limites fisiológicos normais de 0-14mg/dL (Kaneko et al. 2008). Os valores observados neste estudo variaram entre 8,30±0,84 e 12,30±1,14 mg/dL em vacas leiteiras em lactação.

Os valores de TAG no caso do grupo de controlo (T0) encontravam-se no intervalo normal, tendo sido observada uma ligeira variação durante o estudo. No entanto, não foi possível identificar um padrão específico. Os grupos de tratamento (T1, T2 e T3) seguiram uma tendência semelhante nos valores de TAG plasmáticos. Como este padrão foi observado tanto nos grupos de controlo como nos de tratamento, a variação não pode ser atribuída à suplementação com ervas. Maher e N.M.B. (2013) não encontraram nenhum efeito significativo no nível de TAG em vacas Friesian alimentadas com feno-grego em comparação com animais de controlo. No entanto, Hannan et al. (2003) e Hamden et al. (2010) documentaram um declínio nos valores de TAG plasmáticos com a suplementação de extrato de feno-grego em ratos diabéticos. Dhingra et al. (2011) registaram níveis mais baixos de TAG em ratos tratados com extrato do caule de *T. cordifolia.*

ii) Colesterol

O colesterol (mg/dL) no plasma sanguíneo das vacas em lactação tratadas com suplementos de ervas e do grupo de controlo está representado na **Figura 4.3** e tabulado no **Apêndice 3.**

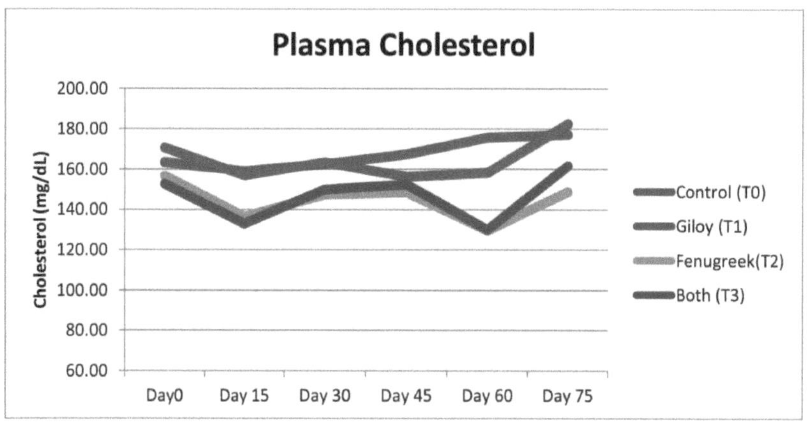

Figura 4.3 Colesterol (mg/dL) no plasma sanguíneo de vacas em lactação tratadas com suplementos de ervas e do grupo de controlo

Os valores de colesterol plasmático variaram entre 129,63±8,82 e 182,50±11,15 mg/dL no presente estudo. Os valores estavam dentro do intervalo normal de 65 a 220 mg/dL (Jackson e Cockcroft 2002).

Nos grupos de controlo (T0) e de tratamento (T1, T2 e T3), observou-se um declínio no dia 15. Os valores de colesterol no grupo de controlo permaneceram estatisticamente semelhantes à medida que o ensaio avançava. A concentração plasmática de colesterol no grupo alimentado com giloy (T1) não mostrou muita variação durante a suplementação com ervas. A concentração de colesterol no plasma das vacas que receberam pó de sementes de feno-grego ou uma combinação de feno-grego e giloy (grupos T2 e T3) foi significativamente menor no dia 60. A elevação dos níveis de colesterol plasmático no dia 75 foi observada tanto no grupo de controlo como no grupo tratado. Assim, não pode ser atribuído à suplementação com ervas.

O declínio no grupo T1 no dia 60, quando os animais foram alimentados com giloy, foi estatisticamente não significativo em comparação com o grupo de controlo. O efeito hipolipidémico da suplementação com Giloy foi relatado por muitos trabalhadores (Stanley et al. 1999 e Stanley et al. 2003). Os investigadores documentaram a redução significativa dos níveis de lípidos no sangue em ratos diabéticos com aloxano. Em vacas alimentadas com feno-grego do grupo T2, a redução dos níveis de colesterol no plasma foi significativa no dia 60. Os efeitos hipocolesterolémicos do feno-grego estão bem documentados. Nasser (2013) e Maher e N.M.B. (2013) relataram um declínio nos níveis de colesterol plasmático com a suplementação de feno-grego em vacas leiteiras. No grupo T3, o declínio no dia 60 nos valores de colesterol plasmático foi significativo. Como estes animais receberam tanto feno-grego como giloy, o efeito cumulativo de ambas as ervas provavelmente reduziu os níveis de colesterol plasmático neste grupo.

iii) HDL

O HDL (mg/dL) no plasma sanguíneo de vacas em lactação tratadas com suplementos de ervas e do grupo de controlo está representado abaixo na **Figura 4.4** e tabulado no **Apêndice 4.**

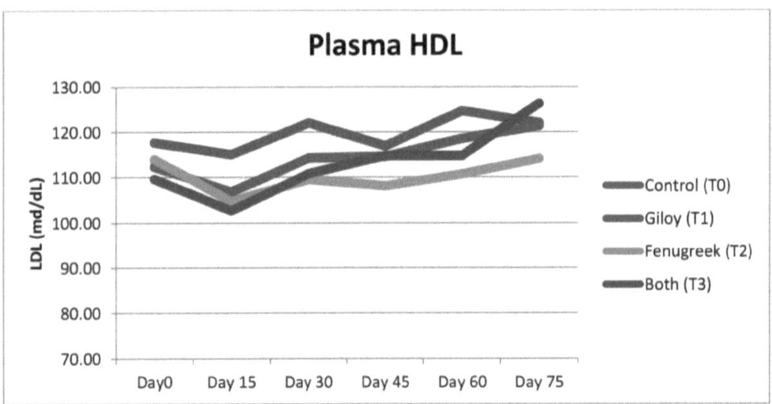

Figura 4.4 HDL (mg/dL) no plasma sanguíneo de vacas em lactação tratadas com suplementos à base de plantas e grupo de controlo

Os valores plasmáticos de HDL no caso do grupo de controlo (T0) e dos grupos de tratamento (T1, T2 e T3), com um ligeiro declínio no dia 15, foram considerados estatisticamente semelhantes durante o ensaio. Os valores de HDL nos grupos de tratamento seguiram uma tendência crescente até à conclusão do ensaio. A tendência foi semelhante nos grupos de controlo e de tratamento.

Vários investigadores documentaram um aumento dos níveis plasmáticos de HDL com a toma de suplementos à base de plantas. Vetrivadivelan et al. (2012) revelaram que o extrato aquoso de *T. cordifolia aumentou* as concentrações de HDL no sangue de ratos diabéticos induzidos por estreptozocina. Hannan et al. (2003) e Hamden et al. (2010) registaram um aumento dos níveis de HDL no sangue dos ratos alimentados com dieta de feno-grego.

iv) LDL

O LDL (mg/dL) no plasma sanguíneo das vacas em lactação tratadas com suplementos de ervas e do grupo de controlo está representado abaixo na **Figura 4.5** e tabulado no **Apêndice 5.**

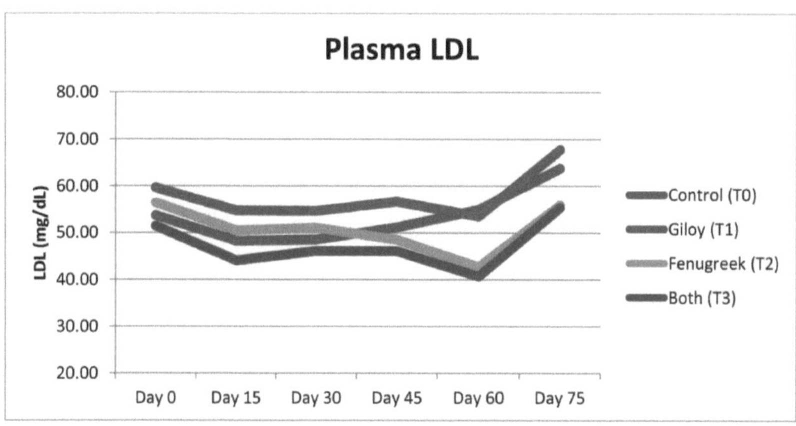

Figura 4.5 LDL (mg/dL) no plasma sanguíneo das vacas em lactação tratadas com suplementos de ervas e do grupo de controlo

Não foi observada qualquer variação nos valores de LDL do grupo T0 até ao dia 60, mas aumentou para um valor significativamente mais elevado no dia 75. No grupo T1, os valores de LDL diminuíram de forma não significativa do dia 0 ao dia 60 para um valor inferior em comparação com o grupo de controlo. Nos grupos T2 e T3, foi observada uma redução nos valores plasmáticos de LDL no dia 60 em comparação com os valores do dia 0 dentro do grupo. O declínio também foi considerado significativo em comparação com o grupo T0. No dia 75, os níveis médios de LDL no plasma eram mais elevados em comparação com os valores do dia 60 em todos os grupos de tratamento.

No grupo T1, a tendência decrescente dos níveis de LDL durante o período em que os animais foram alimentados com giloy não foi estatisticamente significativa. O efeito hipolipidémico da suplementação com giloy foi relatado por muitos trabalhadores (Stanley et al. 1999 e Stanley et al. 2003). Os investigadores documentaram a redução significativa dos níveis de lípidos no sangue em ratos diabéticos com aloxano. Nas vacas alimentadas com feno-grego do grupo T2, a redução dos níveis plasmáticos de LDL foi significativa. Os efeitos hipocolesterolémicos do feno-grego estão bem documentados. Nasser (2013) e Maher e N.M.B. (2013) relataram um declínio nos níveis de LDL na suplementação de feno-grego em vacas leiteiras. As saponinas e galactomananos do feno-grego foram relatados como retardadores da absorção do colesterol LDL por Hamden et al. (2010). No grupo T3, a diminuição dos valores de LDL também foi significativa. Como estes animais receberam feno-grego e giloy, o efeito cumulativo de ambas as ervas reduziu provavelmente os níveis plasmáticos de LDL neste grupo.

4.4.3 Perfil de proteínas plasmáticas

(Proteína total, albumina, globulina e rácio albumina/globulina)

i) Proteína total

A proteína total (g/dL) no plasma sanguíneo de vacas em lactação tratadas com suplementos de ervas e controlo está tabulada na **Tabela 4.11.**

Tabela 4.11 Proteína total (g/dL) no plasma sanguíneo de vacas em lactação tratadas com suplementos à base de plantas e do grupo de controlo (Média±S.E.)

Grupo	Dia 0	Dia 15	Dia 30	Dia 45	Dia 60	Dia 75
Para	7.66^a ±0.19	7.40^a ±0.11	7.60^a ±0.09	7.55^a ±0.07	7.60^a ±0.09	7.60^a ±0.09
Ti	7.58^a ±0.17	7.17^a ±0.25	7.45^a ±0.16	7.50^a ±0.15	7.43^a ±0.19	7.45^a ±0.24
T2	7.45^a ±0.11	7.10^a ±0.29	7.65^a ±0.19	7.35^a ±0.18	7.30^a ±0.13	7.33^a ±0.25
T3	$7,42^{ab}$ ±0,19	7.17^b ±0.18	7.60^a ±0.24	$7,47^{ab}$ ±0,23	$7,30^{ab}$ ±0,21	$7,30^{ab}$ ±0,40

1. As figuras com diferentes sobrescritos (a, b, c) diferem significativamente (p<0,05) entre linhas.

2. Os números com diferentes sobrescritos (x, y, z) diferem significativamente (p<0,05) entre colunas.

3. T0-Controlo, T1- Giloy, T2-Feno-grego, T3-Ambos (Feno-grego+Giloy)

Os valores obtidos neste estudo variaram entre 7,10±0,29 e 7,66±0,19 g/dL em todos os grupos em estudo. Estes valores foram ligeiramente superiores à referência padrão (6,74 a 7,46 g/dL) para bovinos (Kaneko et al. 2008)

Os valores de proteína total no plasma nos grupos de controlo (T0) e de tratamento (T1, T2 e T3) encontravam-se no intervalo normal e não mostraram muita variação durante o ensaio. Assim, nenhum efeito pode ser atribuído à suplementação com ervas. Alguns trabalhadores relataram uma influência da suplementação à base de plantas no sistema imunitário. Maher e N.M.B. (2013) e Al-Shaikh et al. (1999) não registaram qualquer efeito significativo da suplementação com feno-grego nos níveis plasmáticos de proteínas totais em vacas leiteiras e cabras, respetivamente. No entanto, Nasser (2013) e Abo El-Nor et al. (2007) registaram um aumento dos níveis de proteínas totais com a suplementação de feno-grego em vacas.

ii) Albumina

A albumina plasmática (g/dL) no plasma sanguíneo de vacas em lactação tratadas com suplementos de ervas e controlo está tabulada na **Tabela 4.12**.

Tabela 4.12 Albumina (g/dL) no plasma sanguíneo de vacas em lactação tratadas com suplementos à base de plantas e do grupo de controlo (Média±S.E.)

Grupo	Dia 0	Dia 15	Dia 30	Dia 45	Dia 60	Dia 75
Para	3.23^a ±0.05	$3,00^{bxy}$ ±0,06	$3,10^{bx}$ ±0,03	$3,13^{abx}$ ±0,02	3.08^b ±0.05	3.08^b ±0.03
Ti	3.12^a ±0.05	$2,87^{by}$ ±0,04	$2,97^{aby}$ ±0,03	$2,98^{aby}$ ±0,02	$2,97^{ab}$ ±0,07	$2,97^{ab}$ ±0,11
T2	3.17^a ±0.07	$2,95^{abxy}$ ±0,03	$3,10^{abx}$ ±0,06	$3,13^{abx}$ ±0,05	$2,87^b$ ±0,16	$2,97^{ab}$ ±0,10
T3	3.27^a ±0.05	$3,05^{abx}$ ±0,04	$3,18^{ax}$ ±0,02	$3,22^{ax}$ ±0,03	2.88^b ±0.10	3.10^a ±0.11

Os valores variaram entre 2,87±0,04 e 3,27±0,05 g/dL para a albumina no presente estudo. Esses valores estão de acordo com a faixa de referência padrão para bovinos (3,03 a 3,55 g/dL) dada por Kaneko et al. (2008).

Os valores de albumina plasmática no caso do grupo de controlo (T0) diminuíram no dia 15 e não mostraram muita variação depois disso durante o curso do estudo experimental. Em todos os grupos de tratamento (T1, T2 e T3), os valores de albumina diminuíram no dia 15 para um valor mais baixo e permaneceram baixos dentro do grupo durante todo o período de estudo, sem nenhuma tendência particular observada. Os valores de albumina do dia 15 ao dia 45 no grupo T1 foram inferiores aos do grupo de controlo. No entanto, em T2 e T3 os valores de albumina eram semelhantes aos valores correspondentes do grupo de controlo. Os níveis de albumina não variaram muito depois disso.

iii) Globulina

A globulina plasmática (g/dL) no plasma sanguíneo de vacas em lactação tratadas com suplementos de ervas e controlo estão tabuladas na **Tabela 4.13**.

Tabela 4.13 Globulina (g/dL) no plasma sanguíneo de vacas em lactação tratadas com

suplementos à base de plantas e do grupo de controlo (Média±S.E.)

Grupo	Dia 0	Dia 15	Dia 30	Dia 45	Dia 60	Dia 75
T0	$4,43^a$ ±0,16	4.40^a ±0.11	4.50^a ±0.11	4.43^a ±0.10	$4,53^a$ ±0,14	$4,53^a$ ±0,14
T1	$4,47^a$ ±0,16	$4,30^a$ ±0,22	$4,48^a$ ±0,16	$4,52^a$ ±0,14	$4,46^a$ ±0,16	4.48^a ±0.15
T2	4.28^a ±0.14	$4,15^a$ ±0,27	4.55^a ±0.21	$4,22^a$ ±0,20	$4,43^a$ ±0,27	$4,37^a$ ±0,20
T3	4.15^a ±0.21	4.12^a ±0.21	$4,42^a$ ±0,22	4.25^a ±0.21	$4,42^a$ ±0,22	$4,20^a$ ±0,32

1. As figuras com diferentes sobrescritos (a, b, c) diferem significativamente ($p<0,05$) entre linhas.

2. Os números com diferentes sobrescritos (x, y, z) diferem significativamente ($p<0,05$) entre colunas.

3. T0-Controlo, T1- Giloy, T2-Feno-grego, T3-Ambos (Feno-grego+Giloy)

Os valores da globulina plasmática variaram entre 4,12±0,21 e 4,55±0,21 g/dL no presente estudo. Estes valores são mais elevados do que os valores de referência padrão (3,00 a 3,48 g/dL) para bovinos (Kaneko et al. 2008). A vacinação frequente e a exposição a vários micróbios (em comparação com os animais para os quais os valores de referência são citados) podem ser a razão para os valores mais elevados de globulina nas vacas cruzadas Jersey utilizadas no presente estudo.

Não foi observada qualquer tendência específica nos valores de globulina plasmática nos grupos de controlo e de tratamento. As variações observadas não foram estatisticamente significativas. Alguns trabalhadores relataram uma influência da suplementação à base de plantas no sistema imunitário. Por exemplo, Aher e Wahi (2010) observaram que a ação imunomoduladora da *T. cordifolia* *conduziu* a um aumento dos níveis de imunoglobina em ratos. Da mesma forma, foi documentado que a alimentação de vacas com feno-grego leva a níveis elevados de globulina (Nasser 2013). No entanto, Maher e N.M.B. (2013) não encontraram qualquer diferença significativa nos níveis de globulina plasmática em vacas Frísias após a suplementação com feno-grego.

iv) Rácio albumina-globulina (A: G)

O rácio plasmático A: G no plasma sanguíneo de vacas em lactação tratadas com suplementos de ervas e controlo está tabelado na **Tabela 4.14.**

Tabela 4.14 Rácio albumina: Razão de globulina no plasma sanguíneo de vacas em lactação tratadas com suplementos de ervas e grupo de controlo (Média±S.E.)

Grupo	Dia 0	Dia 15	Dia 30	Dia 45	Dia 60	Dia 75

Para	0.73[a] ±0.03	0.68[a] ±0.02	0.69[a] ±0.02	0,71[axy] ±0,03	0.68[a] ±0.02	0.68[a] ±0.02
Ti	0.70[a] ±0.03	0.67[a] ±0.03	0.67[a] ±0.03	0,66[ay] ±0,02	0.67[a] ±0.01	0.66[a] ±0.02
T2	0.75[a] ±0.04	0.73[a] ±0.05	0.69[a] ±0.04	0,75[axy] ±0,04	0.65[a] ±0.07	0.68[a] ±0.03
T3	0.80[a] ±0.05	0.75[a] ±0.04	0.73[a] ±0.04	0,77[ax] ±0,04	0.65[a] ±0.06	0.75[a] ±0.05

1. As figuras com diferentes sobrescritos (a, b, c) diferem significativamente (p<0,05) entre linhas.

2. Os números com diferentes sobrescritos (x, y, z) diferem significativamente (p<0,05) entre colunas.

3. T0-Controlo, T1- Giloy, T2-Fenugreek, T3- Ambos (Fenugreek+Giloy)

Os valores plasmáticos de A: G no caso do grupo de controlo (T0) variaram entre 0,68±0,02 e 0,73±0,03. Nos grupos de tratamento (T1, T2 e T3), a variação foi entre 0,65±0,06 e 0,80±0,05. Em geral, o rácio A: G diminuiu ligeiramente a partir do 15.º dia em todos os grupos. No entanto, as diferenças não foram significativas.

O valor A: G é indicativo do estado imunitário do animal. A diminuição dos valores A: G é atribuível ao aumento das globulinas plasmáticas, o que pode dever-se ao facto de os animais terem sido vacinados precocemente no início do ensaio (dia 5).

4.4.4 Perfil renal plasmático (azoto ureico, creatinina)

i) Ureia Nitrogénio

O nitrogénio ureico plasmático (mg/dL) no plasma sanguíneo de vacas em lactação tratadas com suplementos de ervas e controlo estão tabelados na **Tabela 4.15**.

Tabela 4.15 Azoto ureico (mg/dL) no plasma sanguíneo de vacas em lactação tratadas com suplementos à base de plantas e do grupo de controlo (Média±S.E.)

Grupo	Dia 0	Dia 15	Dia 30	Dia 45	Dia 60	Dia 75
Para	23,98[by] ±2,14	27,28[by] ±1,02	29,65[ab] ±2,41	34,23[a] ±1,72	28,48[abx] ±0,74	29,78[ab] ±2,47
Ti	29,83[ax] ±1,00	32,83[ax] ±2,16	32,02[a] ±2,07	32,03[a] ±3,56	26,03[axy] ±1,44	30,52[a] ±3,23
T2	25,95[bxy] ±1,20	27,57[by] ±0,85	28,45[b] ±0,78	34,10[a] ±1,99	24,33[by] ±0,83	27,60[b] ±2,76
T3	26,18[bcxy]	29,25[abcxy]	32,25[a] ±2,16	34,05[a] ±1,64	24,58[cy] ±1,49	31,80[ab] ±2,93

| | ±1,50 | ±1,29 | | | | |

1. As figuras com diferentes sobrescritos (a, b, c) diferem significativamente (p<0,05) entre linhas.

2. Os números com diferentes sobrescritos (x, y, z) diferem significativamente (p<0,05) entre colunas.

3. T0-Controlo, T1- Giloy, T2-Feno-grego, T3-Ambos (Feno-grego+Giloy)

Os valores do azoto ureico plasmático no presente estudo variaram entre 23,98±2,14 e 34,23±1,72 mg/dL. O intervalo de referência padrão para o azoto ureico plasmático é de 20-30 mg/dL (Kaneko et al. 2008). Os valores ligeiramente mais elevados observados no presente estudo podem dever-se a variações na ingestão de proteínas na dieta.

Não se observou qualquer tendência específica na variação dos valores plasmáticos de azoto ureico nos grupos de controlo (T0), bem como nos grupos de tratamento (T1, T2 e T3). O grupo alimentado com giloy (T1) não apresentou qualquer variação significativa nos valores de azoto ureico durante o ensaio. A concentração de azoto ureico no plasma das vacas que receberam sementes de feno-grego em pó ou uma combinação de feno-grego e giloy (grupos T2 e T3) foi significativamente mais baixa no dia 60. A elevação do azoto ureico no dia 75 foi observada em todos os grupos, incluindo o controlo. Assim, não pode ser atribuída à suplementação com ervas.

Vários investigadores registaram uma diminuição dos níveis de ureia no sangue após a suplementação com ervas. Nasser (2013) registou um declínio nos níveis de ureia no sangue após a suplementação com feno-grego em vacas leiteiras. Alamer e Basiouni (2005) e Al-Janabi (2012) registaram uma diminuição dos níveis de ureia no sangue em cabras alimentadas com sementes de feno-grego.

ii) Creatinina

A creatinina plasmática (mg/dL) no plasma sanguíneo de vacas em lactação tratadas com suplementos de ervas e controlo está tabulada na **Tabela 4.16.**

Tabela 4.16 Creatinina (mg/dL) no plasma sanguíneo de vacas em lactação tratadas com suplementos à base de plantas e do grupo de controlo (Média±S.E.)

Grupo	Dia 0	Dia 15	Dia 30	Dia 45	Dia 60	Dia 75
Para	0.75[a] ±0.05	0.78[a] ±0.05	0.75[a] ±0.04	0.78[a] ±0.03	0.83[a] ±0.06	0.83[a] ±0.05
Ti	0.72[a] ±0.07	0.67[a] ±0.04	0.72[a] ±0.03	0.73[a] ±0.02	0.77[a] ±0.04	0.82[a] ±0.07
T2	0.75[a] ±0.04	0.67[a] ±0.03	0.73[a] ±0.02	0.72[a] ±0.02	0.78[a] ±0.05	0.77[a] ±0.12

| T3 | $0,79^{ab} \pm 0,03$ | $0.73^{b} \pm 0.02$ | $0,83^{ab} \pm 0,06$ | $0,77^{ab} \pm 0,02$ | $0,78^{ab} \pm 0,05$ | $0.92^{a} \pm 0.07$ |

1. As figuras com diferentes sobrescritos (a, b, c) diferem significativamente (p<0,05) entre linhas.

2. Os números com diferentes sobrescritos (x, y, z) diferem significativamente (p<0,05) entre colunas.

3. T0-Controlo, T1- Giloy, T2-Feno-grego, T3-Ambos (Feno-grego+Giloy)

Observou-se que os valores de creatinina plasmática no caso dos grupos de controlo (T0) e de tratamento (T1, T2 e T3) eram estatisticamente semelhantes durante o curso do ensaio. Um aumento, bem como um declínio nos valores de creatinina, foi documentado por vários investigadores. Abo El-Nor et al. (2007) registaram um aumento dos valores de creatinina com a suplementação de feno-grego em búfalos. Eidi et al. (2007) e Hamden et al. (2010) registaram uma diminuição dos níveis de creatinina sérica em ratos diabéticos.

Khanam et al. (2011) documentaram a ação curativa do extrato alcoólico de T. cordifolia na nefrotoxicidade induzida por artifício e encontraram uma diminuição da creatinina sérica em ratos.

4.5 Perfil mineral do plasma sanguíneo

4.5.1 Cálcio

O cálcio plasmático (mg/dL) no plasma sanguíneo de vacas em lactação tratadas com suplementos de ervas e controlo está tabulado na **Tabela 4.17.**

Tabela 4.17 Cálcio (mg/dL) no plasma sanguíneo de vacas em lactação tratadas com suplementos à base de plantas e do grupo de controlo (Média±S.E.)

Grupo	Dia 0	Dia 15	Dia 30	Dia 45	Dia 60	Dia 75
T_0	$8.28^{a} \pm 0.04$	$8.15^{a} \pm 0.07$	$8.35^{a} \pm 0.16$	$8.20^{a} \pm 0.04$	$8.15^{a} \pm 0.06$	$8.43^{a} \pm 0.11$
T1	$8.05^{a} \pm 0.16$	$8.40^{a} \pm 0.18$	$8,53^{a} \pm 0,22$	$8.50^{a} \pm 0.25$	$8.47^{a} \pm 0.19$	$8,67^{a} \pm 0,22$
T2	$8.05^{b} \pm 0.08$	$8,23^{ab} \pm 0,14$	$8,20^{ab} \pm 0,13$	$8,20^{ab} \pm 0,13$	$8,40^{ab} \pm 0,14$	$8.58^{a} \pm 0.08$
T3	$8,28^{ab} \pm 0,13$	$8,10^{ab} \pm 0,29$	$8.16^{b} \pm 0.12$	$8,14^{ab} \pm 0,12$	$8,13^{ab} \pm 0,22$	$8.48^{a} \pm 0.13$

1. As figuras com diferentes sobrescritos (a, b, c) diferem significativamente (p<0,05) entre linhas.

2. Os números com diferentes sobrescritos (x, y, z) diferem significativamente (p<0,05) entre colunas.

3. T0-Controlo, T1- Giloy, T2-Feno-grego, T3-Ambos (Feno-grego+Giloy)

Os valores obtidos no presente estudo situam-se num intervalo normal de 8,0-11,4 mg/dL (Kahn

CM et al. 2010). Os valores variaram entre 8,05±0,08 e 8,67±0,22 mg/dL. No presente estudo, os valores obtidos encontravam-se no intervalo fisiológico normal. Os valores de cálcio no plasma sanguíneo dos grupos de controlo (T0) e de tratamento (T1, T2 e T3) foram estatisticamente semelhantes e não foi observada qualquer tendência particular em nenhum dos grupos durante o ensaio. Não foi evidente qualquer alteração significativa devido à suplementação com ervas.

4.5.2 Fósforo

O fósforo plasmático (mg/dL) no plasma sanguíneo de vacas em lactação tratadas com suplementos de ervas e controlo estão tabelados na **Tabela 4.18.**

Tabela 4.18 Fósforo (mg/dL) no plasma sanguíneo de vacas em lactação tratadas com suplementos à base de plantas e do grupo de controlo (Média±S.E.)

Grupo	Dia 0	Dia 15	Dia 30	Dia 45	Dia 60	Dia 75
Para	6.20^a ±0.16	6.25^a ±0.25	6.05^a ±0.30	$6,25^a$ ±0,32	6.15^a ±0.20	6.23^a ±0.12
Ti	6.12^a ±0.09	6.07^a ±0.15	6.10^a ±0.07	6.03^a ±0.25	6.32^a ±0.20	$6,22^a$ ±0,32
T2	6.07^a ±0.29	6.10^a ±0.26	6.17^a ±0.33	6.10^a ±0.32	$6,12^a$ ±0,37	6.33^a ±0.14
T3	6.03^a ±0.42	6.03^a ±0.39	6.12^a ±0.30	6.13^a ±0.21	6.17^a ±0.23	6.25^a ±0.34

Os valores obtidos neste estudo estão em conformidade com o intervalo normal (5,6 a 6,5 mg/dL) indicado por Kaneko et al. (2008). Os valores de fósforo no sangue no caso do controlo (T0) e dos grupos de tratamento (T1, T2 e T3) variaram no intervalo normal e foram considerados estatisticamente semelhantes. Assim, não foi observada qualquer alteração nos níveis de fósforo no sangue devido à suplementação de tratamentos à base de plantas.

4.5.3 Ferro

O ferro plasmático (µg/mL) no plasma sanguíneo de vacas em lactação tratadas com suplementos de ervas e controle são tabulados na **Tabela 4.19**

Tabela 4.19 Ferro (µg/mL) no plasma sanguíneo de vacas em lactação tratadas com suplementos de ervas e grupo de controlo (Média±S.E.)

Grupo	Dia 0	Dia 15	Dia 30	Dia 45	Dia 60	Dia 75
T0	$1,91^a$ ±0,02	1.87^a ±0.06	$2,03^a$ ±0,07	2.09^a ±0.14	2.09^a ±0.14	1.93^a ±0.05

	Dia 0	Dia 15	Dia 30	Dia 45	Dia 60	Dia 75
T1	$1{,}91^a$ ±0,12	$1{,}91^a$ ±0,09	$2{,}02^a$ ±0,24	2.19^a ±0.05	$2{,}05^a$ ±0,07	1.96^a ±0.09
T2	2.06^a ±0.09	$2{,}09^a$ ±0,17	$2{,}23^a$ ±0,07	2.30^a ±0.13	2.30^a ±0.08	$2{,}28^a$ ±0,17
T3	$2{,}01^{bc}$ ±0,09	1.93^c ±0.07	$1{,}98^{bc}$ ±0,09	2.32^a ±0.04	$2{,}22^{ab}$ ±0,06	$2{,}29^a$ ±0,12

1. As figuras com diferentes sobrescritos (a, b, c) diferem significativamente (p<0,05) entre linhas.

2. Os números com diferentes sobrescritos (x, y, z) diferem significativamente (p<0,05) entre colunas.

3. T0-Controlo, T1- Giloy, T2-Feno-grego, T3-Ambos (Feno-grego+Giloy)

Os valores de ferro plasmático obtidos no presente estudo variaram entre 1,87±0,06 e 2,30±0,08 µg/mL. A faixa de referência dada por Kaneko et al. (2008) para o valor de ferro plasmático em bovinos está entre 0,57 e 1,62 µg mL. Os valores de ferro plasmático encontrados no presente estudo estão mais de acordo com os relatados por Bais (2009) em novilhas cruzadas Jersey (1,91 ± 0,15 a 2,09 ± 0,10 µg/mL). Observou-se que os valores de ferro no plasma sanguíneo nos grupos de controlo (T0) e de tratamento (T1, T2 e T3) não seguiram nenhuma tendência particular durante a suplementação de tratamentos à base de plantas.

4.5.4 Cobre

O cobre plasmático (µg/mL) no plasma sanguíneo de vacas em lactação tratadas com suplementos de ervas e controle são tabulados na **Tabela 4.20**

Tabela 4.20 Cobre (µg/mL) no plasma sanguíneo de vacas em lactação tratadas com suplementos de ervas e grupo de controlo (Média±S.E.)

Grupo	Dia 0	Dia 15	Dia 30	Dia 45	Dia 60	Dia 75
T0	0.43^b ±0.02	$0{,}48^{abxy}$ ±0,03	0.53^a ±0.00	$0{,}48^{ab}$ ±0,01	$0{,}48^{ab}$ ±0,02	0.50^a ±0.02
Ti	0.48^a ±0.03	$0{,}55^{axy}$ ±0,05	0.54^a ±0.04	0.49^a ±0.04	0.49^a ±0.05	0.53^a ±0.04
T2	$0{,}48^b$ ±0,02	$0{,}57^{ax}$ ±0,02	0.56^a ±0.02	0.45^b ±0.01	0.48^b ±0.03	$0{,}51^{ab}$ ±0,03
T3	0.44^b ±0.02	$0{,}45^{aby}$ ±0,03	0.51^a ±0.02	$0{,}46^{ab}$ ±0,02	0.43^b ±0.02	$0{,}45^{ab}$ ±0,01

i. Figuras com diferentes sobrescritos (a, b, c) diferem significativamente (p<o.o5) entre linhas.

2. Os números com diferentes sobrescritos (x, y, z) diferem significativamente (p<o.o5) entre colunas.

3. To-Controlo, Ti- Giloy, T2-Fenugreek, T3-Ambos (Fenugreek+Giloy)

Os valores obtidos durante o ensaio experimental foram encontrados entre o,43±o,o2 e 0,57±0,02 µg/mL. Estes valores são mais elevados do que o intervalo (0,328 a 0,352 µg/mL) mencionado no livro de referência (Kaneko et al. 2oo8). Bais (2oo9) relatou um intervalo de o.6o±o.o2 a o.84±o.o4 em novilhas cruzadas Jersey. Não se observou qualquer tendência específica nos valores de cobre no plasma sanguíneo nos grupos de controlo (T0) e de tratamento (Ti, T2 e T3).

4.5.5 Zinco

O zinco plasmático (µg/mL) no plasma sanguíneo de vacas em lactação tratadas com suplementos de ervas e controle são tabulados na **Tabela 4.21**

Tabela 4.21 Zinco (µg/mL) no plasma sanguíneo de vacas em lactação tratadas com suplementos de ervas e grupo de controlo (Média±S.E.)

Grupo	Dia 0	Dia 15	Dia 30	Dia 45	Dia 60	Dia 75
T0	$0,53^{ab}$ ±0,01	0.57^{a} ±0.02	0.51^{b} ±0.01	$0,53^{ab}$ ±0,02	0.50^{b} ±0.02	$0,52^{aby}$ ±0,02
Ti	0.53^{a} ±0.03	0.53^{a} ±0.04	0.57^{a} ±0.07	0.52^{a} ±0.06	0.58^{a} ±0.04	$0,63^{ax}$ ±0,03
T2	0.55^{a} ±0.03	0.62^{a} ±0.06	0.64^{a} ±0.06	0.56^{a} ±0.04	0.56^{a} ±0.06	$0,61^{ax}$ ±0,02
T3	0.53^{b} ±0.02	0.60^{a} ±0.02	$0,57^{ab}$ ±0,03	0.52^{b} ±0.02	$0,58^{ab}$ ±0,03	$0,63^{ax}$ ±0,02

1. As figuras com diferentes sobrescritos (a, b, c) diferem significativamente ($p<0,05$) entre linhas.

2. Os números com diferentes sobrescritos (x, y, z) diferem significativamente ($p<0,05$) entre colunas.

3. T0-Controlo, T1- Giloy, T2-Feno-grego, T3-Ambos (Feno-grego+Giloy)

Bais (2009) relatou níveis de zinco no sangue entre 0,87±0,01 e 1,01±0,04 µg/mL em novilhas cruzadas Jersey. Hussain et al. (2003) relataram que o valor médio para o zinco sérico foi de 1,25 ± 0,13 µg/mL. Pankaj et al. (2003) documentaram que os níveis de zinco sérico em búfalos eram de 1,25 ± 0,13 µg/mL. Os valores obtidos neste estudo foram mais baixos do que os valores relatados. Os valores de zinco no plasma sanguíneo nos grupos de controlo (T0) e de tratamento (T1, T2 e T3) não mostraram qualquer tendência particular durante o ensaio experimental.

CAPÍTULO - V RESUMO E CONCLUSÕES

Os galactogogos à base de plantas são plantas medicinais que são utilizadas para aumentar a produção de leite nos animais. Um grande número de plantas herbáceas foi listado como galactogogos, por exemplo, feno-grego, funcho, urtiga, urtiga, folha de urtiga, alfafa, Black Cohosh, Jeevanti, cardo mariano, Shatavari, Giloy e cardo abençoado. No entanto, existem poucos relatórios científicos que comprovem a sua eficácia em animais leiteiros. É necessária uma avaliação completa, crítica e científica para incluir estas ervas como potentes galactogogos à base de plantas. Assim, o presente estudo foi realizado com o objetivo de estudar o efeito de duas das ervas vulgarmente disponíveis, nomeadamente o feno-grego (*Trigonella foenum-graecum*) e o Giloy (*Tinospora cordifolia*), na produção de leite, na composição do leite e nos metabolitos sanguíneos em animais cruzados Jersey.

O estudo foi efectuado em vacas em lactação de raça cruzada Jersey mantidas na Instructional Livestock Farm, College of Veterinary and Animal Sciences, CSKHPKV, Palampur (Himachal Pradesh). Os animais foram divididos aleatoriamente em quatro grupos (um grupo de controlo e três grupos de tratamento), tendo cada grupo seis animais. O grupo T0 (controlo) recebeu apenas o concentrado. As vacas dos grupos T_1, T_2 e T3 receberam pó de caule de Giloy (150 g), pó de sementes de feno-grego (150 g) e uma combinação de ambas as ervas (75 g de cada), respetivamente, misturadas com o alimento concentrado durante 60 dias. O primeiro registo da produção de leite e da amostragem (leite e sangue) foi feito um dia antes (Dia 0) do início do tratamento com ervas e continuou até 15 dias após a interrupção da alimentação com ervas (Dia 75). A produção de leite foi registada com um intervalo de 5 dias, enquanto a recolha de amostras de leite e de sangue foi feita quinzenalmente, até ao dia 75. Os resultados assim obtidos foram analisados com a ajuda do programa informático "SAS Enterprise Guide", utilizando ANOVA com um nível de significância de 5%.

Os parâmetros do leite, nomeadamente, a produção de leite, a composição (percentagem de gordura do leite, SNF, proteína e lactose), os minerais do leite (Ca, P, Fe, Cu e Zn) e os parâmetros bioquímicos do sangue, nomeadamente A glicose, o perfil lipídico (TAG, colesterol, HDL e LDL), o perfil proteico (proteína total, albumina, globulina e rácio A: G) e o perfil renal (azoto ureico e creatinina), juntamente com os minerais plasmáticos (Ca, P, Fe, Cu e Zn), foram avaliados nas amostras de leite e de sangue recolhidas dos animais de controlo e dos animais tratados, utilizando técnicas analíticas normalizadas.

Não foram observadas alterações significativas na produção de leite das vacas tratadas com ervas em comparação com o grupo de controlo. No entanto, a recuperação da produção de leite após o declínio pós-vacinação foi melhor nos grupos tratados do que no desempenho dos animais de controlo. Dentro dos grupos de tratamento, os animais que receberam giloy (T1) ou a combinação de giloy e feno-grego (T3) tiveram um desempenho numericamente melhor do que os que receberam apenas feno-grego (T2).

As amostras de leite foram analisadas quanto aos parâmetros de composição do leite (% de gordura do leite, % de SNF, % de lactose e % de proteína do leite). Não foi observada qualquer variação significativa nos valores destes parâmetros em nenhum dos grupos.

As amostras de leite foram analisadas quanto ao conteúdo mineral (Ca, P, Fe, Cu e Zn). Os valores dos minerais do leite seguiram uma tendência semelhante nos grupos de controlo e de tratamento. No entanto, os valores de fósforo no leite dos animais suplementados com giloy foram significativamente mais elevados do que os dos animais do grupo de controlo no 60º dia de suplementação com giloy. Não foi observada nenhuma diferença significativa em nenhum outro mineral durante o curso da suplementação com ervas em nenhum dos grupos de tratamento.

Os parâmetros bioquímicos do sangue mostraram alguma variação em alguns grupos. No grupo alimentado com giloy (T1), os níveis de glucose no plasma foram significativamente inferiores aos dos animais do grupo de controlo. As vacas leiteiras em lactação suplementadas com feno-grego (T2) ou com giloy e feno-grego (T3) não apresentaram qualquer variação significativa nos níveis de glucose no plasma durante o período de suplementação.

Os valores do perfil lipídico plasmático (TAG, colesterol total, HDL e LDL) dos animais alimentados com giloy (T1) permaneceram mais baixos em comparação com o grupo de controlo, mas as diferenças não foram significativas. Também nos grupos T2 e T3, os valores do perfil lipídico plasmático foram inferiores aos do grupo de controlo e as diferenças para o colesterol total plasmático e o LDL foram significativas no dia 60.

O perfil proteico (proteína total, albumina, globulina e relação A: G) não foi muito afetado durante o curso da suplementação com giloy. No entanto, foram observados níveis mais baixos de albumina plasmática e níveis mais altos de globulinas plasmáticas do dia 15 ao dia 45. A razão A: G foi significativamente mais baixa nos animais alimentados com giloy em comparação com o controlo no dia 45. Não foram observadas variações significativas nos valores do perfil proteico dos animais dos grupos T2 e T3. Estas alterações podem ser atribuídas ao facto de os animais terem sido sujeitos a vacinação durante o ensaio.

Não foi possível atribuir à suplementação com giloy qualquer efeito significativo no perfil renal (azoto ureico e creatinina). Do mesmo modo, nos animais que receberam feno-grego ou ambas as ervas (T2 e T3), os níveis de azoto ureico apresentaram uma variação inespecífica que parece não estar relacionada com a suplementação com ervas.

Não se observou qualquer tendência específica nos valores dos minerais do plasma sanguíneo (Ca, P, Fe, Cu e Zn). No entanto, foram observadas algumas variações nos seus valores durante o curso da experiência. As alterações foram semelhantes nos grupos de controlo e de tratamento e, por conseguinte, não podem ser atribuídas à suplementação com ervas.

Pode concluir-se do presente estudo que:

• A alimentação com pó de caule de giloy ou pó de sementes de feno-grego, isoladamente ou em combinação, a vacas em lactação da raça Jersey não levou a qualquer alteração significativa na produção de leite.

• Os parâmetros de composição do leite (gordura, SNF, proteína do leite e lactose) e os minerais no sangue e no leite não se alteraram de forma significativa após a alimentação de giloy ou feno-grego ou de ambas as ervas em vacas lactantes da raça Jersey.

• A suplementação com Giloy (Ti) LEVOU a níveis significativamente mais baixos de glicose no sangue, enquanto o feno-grego sozinho ou em combinação com giloy foi eficaz na redução dos níveis de colesterol total e LDL no sangue de vacas leiteiras em lactação. A maioria dos outros parâmetros bioquímicos sanguíneos permaneceu inalterada nos animais de controlo e tratados.

LITERATURA CITADA

Abo El-Nor SAH, Khattab HM, Al-Alamy HA, Salem FA e Abdou MM. 2007. Efeito de algumas sementes de plantas medicinais nas rações sobre o desempenho produtivo de búfalas em lactação. *International Journal of Dairy Science* 2(4): 348-355

Aher VD e Wahi AK. 2010. Estudo farmacológico da *Tinospora cordifolia* como imunomodulador. *Jornal Internacional de Investigação Farmacêutica Atual* 2(4): 52-54

Akers RM. 1985. Hormonas Lactogénicas: Binding sites, mammary growth, secretory cell differentiation, and milk biosynthesis in ruminants. *Journal of Dairy Science* 68: 501-519

Al- Janabi, Abdul K e Ahmed F. 2012. Efeitos da alimentação de sementes de feno-grego (*Tringonella foenum- graecum*) no desempenho da lactação, alguns constituintes séricos e nível de hormona prolactina em cabras cruzadas de Damasco. *Diyala Agricultural Sciences Journal* 4(1): 1-8

Alamer MA e Basiouni GF. 2005. Efeitos da alimentação com sementes de feno-grego (*Trigonella foenum- graecum*) no desempenho da lactação, em alguns constituintes do plasma e no nível da hormona de crescimento em cabras. *Jornal paquistanês de ciências biológicas* 8(11): 1553-1556

Al-Habori M e Raman A. 1998. Revisão: efeitos antidiabéticos e hipocolesterolémicos do feno-grego. *Phytotherapy Research* 12: 233-242

Al-Shaikh MA, Al-Mufarrej SI e Mogawer HH. 1999. Efeito das sementes de feno-grego (*Trigonella foenum-graecum*) no desempenho lactacional de cabras leiteiras. *Jornal de Investigação Animal Aplicada* 16: 177-183.

Al-Sherwany DAO. 2015. Efeitos da alimentação de sementes de feno-grego na ingestão, produção de leite, composição química do leite e alguns parâmetros bioquímicos em ovelhas Hamdani. *Al-Anbar Journal of Veterinary Science* 8(1): 49-54

Arora SP e Gupta BS. 1969. Variação nos componentes do leite de vacas Nimari. *Indian Journal of Dairy science* 22: 65-72

Bais IS. 2009. Estudos de suplementação mineral estratégica sobre o desempenho de novilhas. Tese de Mestrado, p 65. Departamento de Fisiologia e Bioquímica Veterinária, CSK Himachal Pradesh Krishi Vishvavidyalaya, Palampur, Índia

Baker SB, Worthley LIG. 2002. The Essentials of Calcium, Magnesium and Phosphate Metabolism: Parte I. Fisiologia. *Cuidados críticos e reanimação* 4: 301-306

Ballou LU, Bleck JL, Bleck GT e Bremel RD. 1993. The effects of daily oxytocin injections before and after milking on Milk Production, Milk Plasmin, and Milk Composition. *Journal of Dairy Science* 76: 1544-1549

Bauman DE e Eppard PJ. 1985. Responses of high-producing dairy cows to long-term treatment with pituitary somatotropin and Recombinant Somatotropin. *Journal of Dairy Science* 68: 13521362

Beck NFG, Tucker HA, e Oxender WD. 1979. Mammary arterial and venous concentrations of prolactin in lactating cows after milking or administration of thyrotropin-releasing hormone or ergocryptine. *Endocrinology* 104(1): 111-117

Behera PC, Tripathi DP e Parija SC. 2013. *Shatavari*: Potenciais para galactogogos em vacas. *Jornal Indiano de Conhecimento Tradicional* 12(1): 9-17

Bergeron R e Elsener J. 2008. Comparação da queda de leite pós-vacinal em bovinos leiteiros vacinados com uma de duas vacinas comerciais diferentes. *Veterinary Therapeutics* 9(2): 141-146

Bharti SK, Sharma NK, Gupta AK, Murari K e Kumar A. 2012. Acções farmacológicas e potenciais utilizações de diversos galactogogos em bovinos. *Jornal Internacional de Farmacologia e Terapêutica* 2(1)

Bhatt N, Singh M e Ali A.2009. Effect of feeding herbal preparations on milk yield and rumen parameters in lactating crossbred cows. *Jornal Internacional de Agricultura e Biologia* 11: 721726

Bhattacharyya C e Bhattacharyya G.2013. Potencial terapêutico de Giloe, *Tinospora cordifolia* (Willd.) Hook. f. & Thomson (Menispermaceae): A erva mágica da ayurveda. *Revista Internacional de Arquivos Farmacêuticos e Biológicos* 4(4): 558-584

Bruckmaier RM e Blum JW. 1997. Oxytocin release and milk removal in ruminants. *Journal of Dairy Science* 81: 939-949

Capassoa R, Avielloa G, Capassoa F, Savinob F, Izzoa AA, Lemboa F e Borrelli F. 2009. Silymarin BIO-Cs, um extrato de frutos de Silybum marianum, induz hiperprolactinemia em ratos fêmeas intactos. *Fitomedicina* 16: 839-844

Casey TM e Plaut K. 2007. O papel dos glucocorticóides na ativação secretora e na secreção de leite, uma perspetiva histórica. *Journal of Mammary Gland Biology and Neoplasia* 12: 293-304

Cerbulis J e Farrell JRHM. 1975. Composição dos leites de bovinos leiteiros II. Cinzas, cálcio, magnésio e fósforo. *Journal of Dairy Science* 59(4): 589-593

Chakraborty S e Pal SK. 2012. Plantas para a saúde do gado: A review of ethno- veterinary herbs in veterinary health care. *Anais da Medicina Ayurvédica* 1(4): 144-152

Chlàdek G e Mâchai L. 2004. Alterações na relação entre a concentração de glucose no plasma sanguíneo e a produção de leite em vacas Pied checas ao longo do ano. *Ata Universitatis Agriculturae et Silviculturae Mendelianae Brunensis* 2: 97-104

Chauhan SS. 1999. Estudos sobre alguns factores que afectam os minerais do leite em vacas Jersey e de raça cruzada. Tese de Mestrado, p 25-64. Departamento de Fisiologia Veterinária e Bioquímica, CSK Himachal Pradesh Krishi Vishvavidyalaya, Palampur, Índia

Collier RJ e Tucker HA. 1978. Regulation of cortisol uptake in mammary tissue of cows. *Journal of Dairy Science* 61: 1709

Colmenero JJ e Broderick GA. 2006. Effect of dietary crude protein concentration on milk production and nitrogen utilization in lactating dairy cows. *Journal of Dairy Science* 89: 17041712

Convey EM, Thomas JW, Tucker HA e Gill JL. 1972. Effect of thyrotropin releasing hormone on yield and composition of bovine milk. *Journal ofDairy Science* 56(4): 484-486

Dandotiya H, Singh G e Kashaw SK. 2013. O uso de galactagogos pelas comunidades tribais indianas para superar a lactação deficiente. *Revista Internacional de Pesquisa em Biotecnologia e Bioengenharia* 4(3): 2231-1238

Devinoy Eve, Houdebine LM e Deluois C. 1978. Papel da prolactina e dos glucocorticóides na expressão dos genes da caseína em cultura de órgãos da glândula mamária de coelho. *Biochimica et Biophysica Ata* 517: 360-366

Dhingra D, Vaneeta J, Sharma S e Kumar HR. 2011. Avaliação da atividade antiobesidade dos caules de *Tinospora cordifolia* em ratos. *Revista Internacional de Investigação em Ayurveda e Farmácia* 2(1): 306-311

Djokovic R, Kurcubic V, Ilic Z, Cincovic, Lalovic M, Jasovic B e Bojkovski J. 2017. Correlação entre metabólitos bioquímicos sanguíneos, produção de leite, ingestão de matéria seca e balanço energético em vacas leiteiras durante o início e o meio da lactação. *Avanços em Diabetes e Metabolismo* 5(2): 26-30

Djiane J e Durand P. 1977. Prolactin progesterone antagonism in self regulation of prolactin receptors in the mammary gland. *Natureza* 266: 641

Djiane J, Durand P e Kelly PA. 1977. Evolução dos receptores de prolactina na glândula mamária de coelho durante a gravidez e a lactação. *Endocrinology* 100(5): 1348-1356

Eidi A, Eidi M e Sokhteh M. 2007. Effect of fenugreek (*Trigonella foenum-graecum*) seeds on serum parameters in normal and streptozotocin-induced diabetic rats. *Nutrition Research* 27: 728733

Elmann A, Balgees A, Nuha MJ, Rahmatalla SA, Amasiab EO e Mahala AG. 2013. Efeito da suplementação com sementes de feno-grego no consumo de ração, perfil de algumas hormonas metabólicas, produção e composição do leite de cabras núbias. *Jornal de Investigação de Ciências Animais* 7(1): 1-5

El-Soud NHA, Khalil MY, Hussein JS, Oraby FSH e Farrag HAR. 2007. Efeitos antidiabéticos do extrato de alcaloide de feno-grego em ratos hiperglicémicos induzidos por estreptozotocina. *Jornal de Investigação em Ciências Aplicadas* 3(10): 1073-1083

El-Tawil GA. 2009. Efeito da suplementação com feno-grego (*Trigonella foenum-graecum*) no stress oxidativo induzido pela radiação no fígado e nos rins de ratos. *Journal of Radiation Research and Applied Sciences* 2(1): 19-30

Enb A, Abou Donia MA, Abd-Rabou NS, Abou-Arab AAK e El-Senaity MH. 2009. Composição química do leite cru e comportamento dos metais pesados durante o processamento de produtos lácteos. *Global Veterinaria* 3 (3): 268-275.

Fleet IR, Goode JA, Hamon MH, Laurie MS, Linzell JL e Peaker M. 1975. Secretory activity of goat mammary glands during pregnancy and the onset of lactation. *Journal of Physiology* 251: 763773

Folley SJ, e Young FG. 1941. Prolactin as a specific lactogenic hormone. *Lancet* 1: 380

Forar FL, Kincaid RL, Preston RL e Hillers JK. 1982. Variação do fósforo inorgânico no plasma sanguíneo e no leite de vacas em lactação. *Journal of Dairy Science* 65: 760-763

Frankic T, Volic M, Salobir J e Rezar V. 2009. Utilização de ervas e especiarias e respectivos extractos na alimentação animal. *Ata Agriculturae Slovenica* 94(2): 95-102

Gautam, Dalal RS e Pathak V. 2010. Sector leiteiro indiano: Time to revisit operation flood. *Livestock Science* 127: 164-175

Gibson JP. 1984. The effects of frequency of feeding on milk production of dairy cattle: an analysis of published results. *Produção Animal* 38: 181-189

Gorewit RC e Sagi R. 1984. Effects of exogenous oxytocin on production and milking variables of cows, *Journal of Dairy Science* 67: 2050-2054

Gorewit RC, Wachs EA, Sagi R e Merrill WG. 1983. Current concepts on the role of oxytocin in milk ejection, *Journal of Dairy Science* 66: 2236-2250

Gowan JW e Tobey E. 1931. On the mechanism of milk secretion: The Influence of Insulin and Phloridzin. *Journal of General Physiology* 15(1): 67

Gupta JJ, Dey A, Bhatt BP, Chakrabarti A, Dayal S, Kumari R e Barari SK. 2014. Desempenho de vacas mestiças em lactação alimentadas com ração mista total à base de forragem. *Livestock Research International* 2(2): 30-32

Hamden K, Jaouadi B, Carreau S, Bejar S e Abdelfattah E. 2010. Efeito inibitório do galactomanano de feno-grego em enzimas digestivas relacionadas com diabetes, hiperlipidemia e disfunções hepato-renais. *Biotecnologia e Engenharia de Bioprocessos* 15: 407-413

Hamden K, Jaouadi B, Salami T, Carreau S, Bejar S, e Elfeki A. 2010. Efeito modulador das saponinas de feno-grego nas actividades da dissacaridase intestinal e hepática, do glicogénio e da função hepática de ratos diabéticos. *Biotecnologia e Engenharia de Bioprocessos* 15: 745-753

Hannan JMA, Rokeya B, Faruque O, Nahar N, Mosihuzzaman M, Azad Khan AK e Alia L. 2003. Effect of soluble dietary fibre fraction of *Trigonella foenum graecum* on glycemic, insulinemic, lipidemic and platelet aggregation status of Type 2 diabetic model rats. *Jornal de Etnofarmacologia* 88: 73-77

Hart IC, Bines JA, Morant SV e Ridley JL. 1978. Endocrine control of energy metabolism in the cow: comparison of the levels of hormones (Prolactin, Growth hormone, insulin and Thyroxine) and metabolites in the plasma of high and low yielding cattle at various stages of lactation. *Jornal de Endocrinologia* 77: 333-345

Herrenkohl LR. 1972. Effects on lactation of progesterone injections administered after parturition in the rat. *Actas da Sociedade de Biologia Experimental e Medicina* 140: 1356

Holcomb HH, Costlow ME, Buschow RA e McGuire WL. 1976. Prolactin binding in rat mammary gland during pregnancy and lactation (Ligação da prolactina na glândula mamária do rato durante a gravidez e a lactação). *Biochimica et Biophysica Ata* 428: 104-112

Hussain K, Sharma MC, Chinmay J e Kumar P. 2003. Perfil mineral do gado em certas zonas de Bareilly. Em: Actas do simpósio nacional e XXI convenção do ISVM, Anand

Hutton JB. 1957. The effect of growth hormone on the yield and composition of cow's milk. *Jornal de Endocrinologia* 16: 115-125

Ingalls WG, Convey EM e Hafs HD. 1973. Bovine serum LH, GH and prolactin during late pregnancy, parturition and early lactation. *Actas da Sociedade de Biologia Experimental e Medicina* 143:161-164

Jackson PGG e Cockcroft PD. 2002. Clinical examination of farm animals. Blackwell Science, Inc.p 303

Kahn CM, Line S e Aiello SE. 2010. The Merck Veterinary Manual (Décima edição). Merck & Co,

Inc. p 2826

Kaneko J, Harvey J e Bruss M. 2008. Clinical Biochemistry of Domestic Animals (Sexta edição). Academic Press, Inc. p 882-888

Khanam S, Mohan NP, Devi K e Sultana R. 2011. Papel protetor da *Tinospora Cordifolia* contra a nefrotoxicidade induzida pela cisplastina. *Jornal Internacional de Farmácia e Ciências Farmacêuticas* 3(4): 98-70

Koprowski JA, e Tucker HA. 1973. Serum prolactin during various physiological states and its relationship to milk production in the bovine. *Endocrinologia* 92: 1480.

Kuam GN e Hellwig A. 1928. The copper content of milk. *Journal of Biological Chemistry* 78: 681-684.

Kumar S, Pandey AK, Razzaque WAA e Dwivedi DK. 2011. Importance of micro minerals in reproductive performance of livestock (Importância dos microminerais no desempenho reprodutivo do gado). *Veterinary World* 4(5): 230-233

Kumar S, Mehla RK e Dang AK. 2008. Utilização de Shatavari (Asparagus racemosus) como uma erva galactopoética e terapêutica - Uma revisão. *Agricultural Review* 29(2): 132-138

Kume SI e Tanabe S. 1993. Effect of parity on colostral mineral concentrations of Holstein cows and value of colostrum as a mineral source for newborn calves. *Journal of Dairy Science* 76: 16541660

Lincoln DW e Paisley AC. 1982. Neuroendocrine control of milk ejection (Controlo neuroendócrino da ejeção do leite). *Journal of Reproduction and Fertility* 65: 571-586

Lonnerdal B, Keen C L e Hurley LS. 1981. Iron, Copper, Zinc and Manganese in milk (Ferro, Cobre, Zinco e Manganês no leite). *Revisão Anual de Nutrição* 1: 149-74

Louis TM, Stellflug JN, Tucker HA e Hafs HD. 1974. Plasma prolactin, growth hormone, luteinizing hormone and glucocorticoids after prostaglandin F2α in heifers. *Actas da Sociedade de Biologia Experimental e Medicina* 147: 128-133

Luca LJ, De-Silva-JH, Grimoldi RJ, Capaul-E G e De-Luca LJ. 1976. Fertilidade em bovinos e aplicação prática de alguns valores. In: Actas do 20th congresso veterinário mundial, julho de 1975, Thessaloniki, Grécia. p 972-974

Ludri RS, Upadhyay RC e Singh M. 1989. Milk production in lactating buffalo receiving recombinantly produced bovine somatotropin, *Journal of Dairy Science* 72: 2283-2287

Machlin LJ. 1973. Effect of growth hormone on milk production and feed utilization in dairy cows.

Journal of Dairy Science 56: 575-580.

Maher A e NMB. 2013. Efeito do uso de sementes de feno-grego na produção de leite e em algumas características sanguíneas em vacas friesianas locais. *Jornal da Universidade de Ciências Agrárias de Tikrit* 13(2): 70-75

Mallick S e Prakash BS. 2011. Influência da alimentação periparto com *Tinospora cordifolia* nos parâmetros de lactação em vacas mestiças. *Journal of Animal Physiology Animal Nutrition* 96(6): 1112-1120

Mamoun T, Mukhtar MA e Tabidi MH. 2014. Efeito do pó de sementes de feno-grego no desempenho, características da carcaça e alguns atributos séricos. *Pesquisa avançada em agricultura e ciência veterinária* 1(1): 6-11

Mayne CS e Gordon FJ. 1984. The effect of type of concentrate and level of concentrate feeding on milk. *Animal Production* 39: 65-76

Mir AN, Parveen K, Aarif O e Shergojry SA. 2013. Efeito da suplementação de *Tinospora cordifolia* em certos parâmetros bioquímicos em búfalas Murrah em lactação durante o inverno. *Revista Internacional de Investigação Científica* 2(7): 515-516

Mir AN, Parveen K, Wani SA, Shergojry SA, Ashutosh e Aarif O. 2014. Estado de produção de leite de búfalas murrah em lactação com dieta suplementada com *Tinospora cordifolia*, com especial referência ao perfil imunológico, metabólico e hormonal. *Animal Science Reporter* 8(1): 18-25

Mir AN, Kumar P, Rather SA, Sheikh FA e Wani SA. 2015. Efeito da suplementação de *Tinospora cordifolia* nos parâmetros de lactação em búfalas Murrah em lactação precoce. *Buffalo Bulletin* 34(1): 17-20

Mittal J, Sharma MM, Batra A. 2014. *Tinospora cordifolia*: uma planta medicinal polivalente - Uma revisão. *Jornal de Estudos de Plantas Medicinais* 2(2): 32-47

Mohanty , Senapati MR, Jena D e Behera PC. 2014. Importância etnoveterinária dos galactogogos à base de plantas - uma revisão. *VeterinaryWorld* 7(5): 325-330

Mouffok CE, Madani T, Semara L, Ayache N e Rahal A, 2013. Correlação entre escore de condição corporal, metabólitos bioquímicos sanguíneos, produção e qualidade do leite em gado Montbéliarde argelino. *Pakistan Veterinary Journal* 33(2): 191-194

Mukherjee R, De UK e Ram GC. 2010. Avaliação da imunidade da glândula mamária e do potencial terapêutico da *Tinospora cordifolia* contra a mastite subclínica bovina. *Tropical Animal Health Production* 42: 645-651

Nasser AK, Shams Al-dain QZ, Abou e Mahmood. 2013. Utilização de sementes de feno-grego em pó como aditivo alimentar em rações de vacas locais Sharabi e seu efeito em alguns parâmetros hematológicos e bioquímicos. *Iraqi Journal of Veterinary Sciences* 27(1): 13-19

Nickerson K, Bonsnes RW, Douglas RG, Condliffe P e Vigneaud VDU. 1957. Oxytocin and milk ejection. *American Journal of Obstetrics & Gynecology* 67(5): 1028-1034

Nocek JE e Russell JB. 1988. Proteína e energia como um sistema integrado. Relationship of ruminal protein and carbohydrate availability to microbial synthesis and milk production. *Journal of Dairy Science* 71: 2070-2107

Nostrand SD, Galton DM, Erb HN e Bauman DE. 1991. Effects of daily exogenous oxytocin on lactation milk yield and composition. *Journal of Dairy Science* 74: 2119-2127

Pankaj K, Sharma MC, Chinmay J e Hussain K. 2003. Estrias no perfil macro e micro mineral de búfalos no distrito de Bareilly. In:Proceedings National Symposium and XXI ISVM convention, Anand

Patel HN, Desai HB e Krishnamurthy R. 2013. Planta como um impulsionador da lactação. *Produtos naturais: Um Jornal Indiano* 9(7): 298-304

Patel RK, Singh CB e Kumar A. 1982. Seasonal variations in feed-milk relationships and productivity of different feeds. *Asian Journal of dairy research* 1(2): 141-147

Pavlata L, Podhorsky A, Pechova A e Chomat P. 2005. Diferenças na ocorrência de selénio, cobre e deficiências em vacas leiteiras, vitelos, novilhas e touros. *Veterinari-medicina* 50(9): 390400

Petit P, Sauvaire Y, Ponsin G, Manteghetti M, Fave A e Ribes G. 1993 Efeitos de um extrato de sementes de feno-grego no comportamento alimentar do rato: Correlatos metabólico-endócrinos. *Pharmacology Biochemistry and Behaviour* 45: 369-374

Phukan M, Baruah A, Sharma BC e Baruah KK. 2002. Mineral concentrations in milk of crossbred (Jersey x Assam Local) cows during different days of lactation. *Indian Journal of Animal Research* 36(1): 74-75

Raghuram TC, Sharma RD, Sivakumar B e Sahay BK. 1994. Effect of fenugreek seeds on intravenous glucose disposition in non-insulin dependent diabetic patients. *Phytotherapy Research* 8: 83-86

Rook JAF e Campling RC. 1965. Effect of stage and number of lactation on the yield and composition of cow's milk. *Journal of Dairy Science* 32: 45-55

Sakai S, Bowman PD, Yang J, McCormick K e Nandi S. 1979. Regulação glucocorticoide de receptores de prolactina em células mamárias em cultura. *Endocrinologia* 104(5): 1447-1449

Schmidt GH. 1966. Effect of insulin on yield and composition of milk of dairy cows. *Journal of Dairy Science* 49(4): 381-385

Scott HM, Atkins G, Willows B e McGregor R. 2001. Effects of 2 commercially-available 9-way killed vaccines on milk production and rectal temperature in Holstein-Friesian dairy cows. *Canadian Veterinary Journal* 42: 793-798

Sebela F e Klicnik V. 1975. Diferença na composição do leite em diferentes níveis de desempenho leiteiro das vacas. *Zivocisna-Vyroba* 20: 263-270

Sehgal AB e Sood SK. 2013. Práticas etnoveterinárias para a cura herbal do gado utilizadas pela população rural de Hamirpur, (H.P.) Índia. *Jornal de Agricultura e Ciências Veterinárias* 3(1): 7-14

Shah MA e Mir PS. 2004. Effect of dietary fenugreek seed on dairy cow performance and milk characteristics. *Canadian Journal of Animal Science* 84: 725-729

Sharma MC, Joshi C e Sarkar TK. 2003 . Status of macro minerals in soil, forder and serum of animals in Kumaon hills. *Journal of Animal Sciences* 73(3): 308-311

Shaw JC, Chung AC e Bunding I. 1954. The effect of pituitary growth hormone and adrenocorticotropic hormone on established lactation (O efeito da hormona de crescimento hipofisária e da hormona adrenocorticotrópica na lactação estabelecida). *Endocrinology* 56(3): 327-334

Sheth NA, Tikekar SS, Ranadive KJ, e Sheth AR. 1978. Influência da bromoergocriptina nos receptores de prolactina modulados por estrogénio da glândula mamária do rato. *Molecular and Cellular Endocrinology* 12: 167-176

Singh AP, Joshi HC e Singh R. 1972. Studies on certain blood comstituents in cattle and buffaloes (Estudos sobre certos constituintes do sangue em bovinos e búfalos). *Indian Veterinary Journal* 49: 473-477

Sinha K, Mishra NP, Singh J e Khanuja SPS. 2004. *Tinospora cordifolia* (Guduchi), uma planta de reserva para aplicações terapêuticas: A Review. *Indian Journal of Traditional Knowledge* 3(3): 257270

Smith VG, Edgerton LA, Hafs HD e Convey EM. 1973. Bovine serum estrogens, progestins and glucocorticoids during late pregnancy, parturition and early lactation. *Journal of Animal Science* 36(2): 391-396

Srinivasan K. 2005. Spices as influencers of body metabolism: an overview of three decades of research. *Food Research International* 38: 77-86

Stanely P, Prince M e Menon VP. 2000. Hypoglycaemic and other related actions of *Tinospora cordifolia* roots in alloxan-induced diabetic rats. *Journal of Ethnopharmacology* 70: 9-15

Stanely P, Prince M e Menon VP. 2003. Ação hipoglicémica e hipolipidémica do extrato alcoólico das raízes de *Tinospora cordifolia* na diabetes induzida por produtos químicos em ratos. *Investigação Fitofarmacêutica* 17: 410-413

Stanely P, Prince M, Menon VP e Gunasekaran PG. 1999. Ação hipolipidémica das raízes de *Tinospora cordifolia* em ratos diabéticos aloxânicos. *Jornal de Etnofarmacologia* 64: 53-57

Stark A e Madar Z. 1993. O efeito de um extrato de etanol derivado do feno-grego (*Trigonella foenum-graecum*) na absorção de ácidos biliares e nos níveis de colesterol em ratos. *British Journal of Nutrition* 69: 271-281

Tabares FP, Jaramillo JVB e Ruiz-Cortés ZT. 2014. Visão geral farmacológica dos galactogogos. *Medicina Veterinária Internacional* 1: 1-20

Tipu MA, Akhtar MS, Anjum MI e Raja ML. 2006. Nova dimensão das plantas medicinais como alimento para animais. *Jornal veterinário do Paquistão* 26(3): 144-148.

Toppo FA, Akhand R e Pathak AK. 2009. Acções farmacológicas e utilizações potenciais de Trigonella foenum-graecum: A review. *Jornal Asiático de Investigação Farmacêutica e Clínica* 2(4): 29-38

Tucker HA. 1981. Physiological control of mammary growth, lactogenesis and lactation (Controlo fisiológico do crescimento mamário, lactogénese e lactação). *Journal of Dairy Science* 64: 1403-1421

Tucker HA. 2000. Hormones, mammary growth and lactation: a 41-Year Perspective (Hormonas, crescimento mamário e lactação: uma perspetiva de 41 anos). *Journal of Dairy Science* 83: 874-884

Vaghamashi DG, Murkute VD, Jangale PR e Jotaniya AH. 2016. Impacto da alimentação equilibrada na produção de leite, gordura do leite e custo de alimentação em vacas mestiças. *Revista Internacional de Ciência, Ambiente e Tecnologia* 5(6): 3989-3992

Vaidya SV. 2001. The Indian Feed Industry, Compound Livestock Feed Manufacturers Association of India, 43rd National Symposium: Perspectivas de crescimento num cenário globalizado *em relação à* produção e *ao* comércio de gado, Goa, Índia

Vetrivadivelan K, Venkateswaran KV, Selvasubramanian S e Sesh PSL. 2012. Efeito anti-hiperlipidémico do extrato de *Tinospora cordifolia* em ratos diabéticos induzidos por estreptozotocina. *Jornal Indiano de Ciências Farmacêuticas e Investigação* 3(5): 1423-1429

Vijayakumar MV, Singh S, Chhipa RR e Bhat MK. 2005. A atividade hipoglicemiante do extrato de sementes de feno-grego é mediada pela estimulação de uma via de sinalização da insulina.

British Journal of Pharmacology 146: 41-48

Wadood N, Wadood A e Shah SAW. 1991. Efeito da *Tinospora cordifolia* nos níveis de glicose no sangue e de lípidos totais de coelhos normais e diabéticos com aloxano. *Planta medica* 58: 131-136

Zuppa AA, Sindico P, Orchi C, Carducci C, Cardiello V, Romagnoli C e Catenazzi P. 2010. Segurança e eficácia dos galactogogos: Substâncias que induzem, mantêm e aumentam a produção de leite materno. *Jornal de Ciências Farmacêuticas* 13(2): 162-174

APÊNDICES

Appendix 1

Produção de leite (kg/dia) de vacas em lactação tratadas com suplementos à base de plantas e do grupo de controlo (Média ± E.S.)

Grupo	Dia 0	Dia 5	Dia 10	Dia 15	Dia 20	Dia 25	Dia 30	Dia 35	Dia 40	Dia 45	Dia 50	Dia 55	Dia 60	Dia 65	Dia 70	Dia 75
Para	7.06[a] ±1.64	7.17[a] ±1.65	6.28[a] ±1.60	6.28[a] ±1.61	6.46[a] ±1.86	6.67[a] ±1.80	6.33[a] ±1.71	6.50[a] ±1.54	6.09[a] ±1.46	6.11[a] ±1.43	6.14[a] ±1.53	6.03[a] ±1.44	6.11[a] ±1.49	5.88[a] ±1.56	5.78[a] ±1.55	5.31[a] ±1.21
Ti	7.23[a] ±1.31	7.28[a] ±1.05	6.40[a] ±1.13	6.75[a] ±1.32	6.62[a] ±1.28	6.64[a] ±1.25	6.65[a] ±1.23	7.00[a] ±1.37	6.22[a] ±1.21	6.64[a] ±1.31	7.15[a] ±1.75	7.20[a] ±1.68	7.23[a] ±1.65	7.06[a] ±1.48	6.98[a] ±1.44	5.58[a] ±1.01
T2	7.04[a] ±0.80	7.29[a] ±0.77	6.24[a] ±0.69	6.53[a] ±0.76	6.76[a] ±0.75	6.79[a] ±0.66	6.81[a] ±0.63	6.99[a] ±0.51	6.50[a] ±0.55	6.42[a] ±0.64	6.45[a] ±0.68	6.31[a] ±0.72	6.31[a] ±0.73	6.13[a] ±0.73	6.10[a] ±0.74	5.83[a] ±0.81
T3	7.29[a] ±1.02	7.45[a] ±1.10	6.49[a] ±0.82	6.72[a] ±1.00	6.80[a] ±1.01	6.90[a] ±0.82	6.99[a] ±0.73	7.17[a] ±0.64	6.78[a] ±0.73	7.16[a] ±0.88	6.87[a] ±0.86	6.95[a] ±0.72	7.09[a] ±0.78	6.86[a] ±0.72	6.86[a] ±0.73	6.53[a] ±0.93

1. As figuras com diferentes sobrescritos (a, b, c) diferem significativamente (p<0,05) entre linhas.

2. Os números com diferentes sobrescritos (x, y, z) diferem significativamente (p<0,05) entre colunas.

3. T0-Controlo, T1- Giloy, T2-Feno-grego, T3-Ambos (Feno-grego+Giloy)

Appendix 2

Glicose (mg/dL) no plasma sanguíneo de vacas em lactação tratadas com suplementos à base de plantas e do grupo de controlo (Média±S.E.)

Grupo	Dia 0	Dia 15	Dia 30	Dia 45	Dia 60	Dia 75
Para	54,03[bc] ±0,62	51,38[cx] ±1,79	53,55[bcx] ±0,65	52,90[bcx] ±1,02	55,95[bx] ±1,97	65,57[ax] ±0,69
Ti	56,22[a] ±1,82	43,60[cy] ±2,07	43,63[cy] ±1,20	45,87[bcy] ±0,78	49,10[by] ±0,76	58,53[ay] ±2,17

T2	51,57^a ±2,17	48,22^{axy} ±1,96	48,75^{axy} ±2,85	50,48^{axy} ±2,76	49,93^{ay} ±2,65	55,15^{ay} ±2,42
T3	52,77^b ±1,39	48,75^{bxy} ±2,04	48,92^{bxy} ±2,31	52,77^{bx} ±1,58	50,40^{bxy} ±1,69	65,30^{ax} ±1,61

Appendix 3

Colesterol (mg/dL) no plasma sanguíneo de vacas em lactação tratadas com suplementos à base de plantas e do grupo de controlo (Média±S.E.)

Grupo	Dia 0	Dia 15	Dia 30	Dia 45	Dia 60	Dia 75
T0	163,48^{ab} ±2,65	159,00^{bx} ±3,26	162,43^{ab} ±7,59	167,43^{ab} ±4,59	175,80^{ax} ±2,95	177,23^{axy} ±6,12
T1	170,52^a ±5,70	156,82^{axy} ±11,99	163,35^a ±11,86	156,22^a ±9,07	158,30^{ax} ±11,29	182,50^{ax} ±11,15
T2	156,62^a ±12,79	136,36^{axy} ±7,36	147,47^a ±10,59	148,54^a ±10,15	129,63^{ay} ±8,82	148,73^{ay} ±11,11
T3	152,45^{ab} ±8,04	132,98^{by} ±7,42	149,95^{ab} ±7,64	152,32^{ab} ±3,29	129,88^{by} ±2,25	161,68^{axy} ±11,52

1. As figuras com diferentes sobrescritos (a, b, c) diferem significativamente (p<0,05) entre linhas.

2. Os números com diferentes sobrescritos (x, y, z) diferem significativamente (p<0,05) entre colunas.

3. T0-Controlo, T1- Giloy, T2-Feno-grego, T3-Ambos (Feno-grego+Giloy)

Appendix 4

HDL (mg/dL) no plasma sanguíneo de vacas em lactação tratadas com suplementos à base de plantas e do grupo de controlo (Média ± E.S.)

Grupo	Dia 0	Dia 15	Dia 30	Dia 45	Dia 60	Dia 75
Para	117,70^{ab} ±2,15	115,05^b ±3,35	122,03^{ab} ±3,82	116,85^{ab} ±1,13	124,65^a ±2,47	122,07^{ab} ±0,58
Ti	112,38^a ±5,07	106,82^a ±7,72	114,30^a ±10,16	114,60^a ±7,06	118,58^a ±7,17	121,33^a ±6,69
T2	112,37^a ±8,41	104,75^a ±8,91	109,55^a ±8,91	108,08^a ±7,32	110,72^a ±8,32	114,10^a ±6,54

T3	109.65^b ± 4.23	$102,68^b$ $\pm 1,89$	$109,13^b$ $\pm 4,14$	$114,73^{ab}$ $\pm 3,45$	$114,73^{ab}$ $\pm 5,71$	$126,33^a$ $\pm 6,18$

Appendix 5

LDL (mg/dL) no plasma sanguíneo de vacas em lactação tratadas com suplementos à base de plantas e do grupo de controlo (Média±S.E.)

Grupo	Dia 0	Dia 15	Dia 30	Dia 45	Dia 60	Dia 75
T0	$53,63^b$ $\pm 2,02$	$48,28^b$ $\pm 4,61$	$48,48^b$ $\pm 4,35$	$51,15^b$ $\pm 2,88$	$54,88^{abx}$ $\pm 1,90$	$63,78^a$ $\pm 1,53$
T1	$59,60^a$ $\pm 2,66$	$54,73^a$ $\pm 5,81$	$54,63^a$ $\pm 6,50$	$56,67^a$ $\pm 5,98$	$53,50^{ax}$ $\pm 5,19$	$67,77^a$ $\pm 6,96$
T2	$56,41^a$ $\pm 4,89$	$50,43^{ab}$ $\pm 4,54$	$51,04^{ab}$ $\pm 3,40$	$48,52^{ab}$ $\pm 2,09$	$42,72^{by}$ $\pm 2,68$	$55,89^a$ $\pm 3,52$
T3	$51,38^{ab}$ $\pm 4,96$	$44,09^b$ $\pm 4,19$	$46,13^{ab}$ $\pm 3,90$	$46,09^{ab}$ $\pm 1,99$	$40,68^{by}$ $\pm 1,68$	$55,36^a$ $\pm 2,02$

1. As figuras com diferentes sobrescritos (a, b, c) diferem significativamente (p<0,05) entre linhas.

2. Os números com diferentes sobrescritos (x, y, z) diferem significativamente (p<0,05) entre colunas.

3. T0-Controlo, T1- Giloy, T2-Feno-grego, T3-Ambos (Feno-grego+Giloy)

BREVE BIOGRAFIA DO ESTUDANTE

Nome: Anurag Sharma

Nome do pai: Sh. Ved Prakash Sharma

Nome da mãe: Sra. Usha Sharma

Data de nascimento: 24-03-1991

Endereço permanente: Vill. Boni, P.O. Bhapral, Teh. Ghumarwin, Distt. Bilaspur. H.P. 174027. Contacto: 9459718471

Habilitações académicas:

Exame	Mês, Ano	Escola/Instituto	Direção/ Universidade	Notas(%)/OGPA; Divisão
Secundário (Classe 10)th	maio, 2007	Escola Secundária Sénior DAV, Kullu (HP)	CBSE	82 % Primeira Divisão
Secundário sénior	maio, 2009	-----fazer --	CBSE	81.4 %

(classe 12th)				Primeira Divisão
B.V.Sc. e A.H.	julho, 2015	Dr. GC Negi COVAS	CSKHPKV, Palampur (HP)	6.87/10 Segunda Divisão

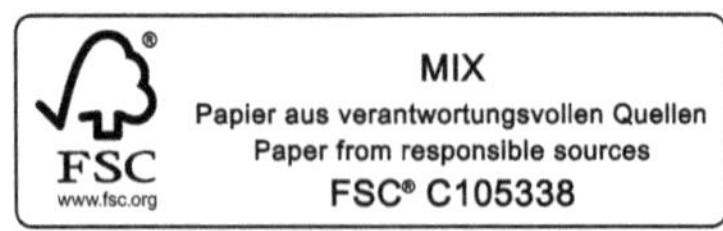

Printed by Books on Demand GmbH, Norderstedt / Germany